吃对三餐

降血糖

远离糖尿病

主编　张　晔｜解放军 309 医院营养科前主任

副主编　史文丽｜中国康复研究中心北京博爱医院　临床营养科副主任营养师

沈婷婷｜中国注册营养师

中国纺织出版社有限公司

图书在版编目（CIP）数据

吃对三餐降血糖：远离糖尿病 / 张晔主编. -- 北京：中国纺织出版社有限公司，2020.2

ISBN 978-7-5180-6648-3

Ⅰ.①吃… Ⅱ.①张… Ⅲ.①糖尿病－食物疗法 Ⅳ.① R247.1

中国版本图书馆 CIP 数据核字（2019）第 197552 号

主　编　张　晔
副主编　史文丽　沈婷婷
编委会　张　晔　史文丽　沈婷婷　石艳芳　张　伟
　　　　　石　沛　赵永利　王艳清　姚　莹

责任编辑：樊雅莉　　责任校对：江思飞　　责任印制：王艳丽

中国纺织出版社有限公司出版发行

地址：北京市朝阳区百子湾东里 A407 号楼　邮政编码：100124

销售电话：010-67004422　传真：010-87155801

http://www.c-textilep.com

中国纺织出版社天猫旗舰店

官方微博 http://weibo.com/2119887771

天津千鹤文化传播有限公司印刷　各地新华书店经销

2020 年 2 月第 1 版第 1 次印刷

开本：710×1000　1/16　印张：12

字数：163 千字　定价：49.80 元

凡购本书，如有缺页、倒页、脱页，由本社图书营销中心调换

前言

糖尿病这种"富贵病"与饮食有着密切关系。现代人吃得好、吃得精、营养过剩，这种饮食方式很容易成为"富贵病"的温床。

也许有人认为，既然"吃得好"是"富贵病"的根源，那么为了远离糖尿病，干脆回归素食、坚持少吃吧。其实，这种做法也是不对的。吃得素、吃得少，很可能既苦了自己，又控制不好糖尿病。

正确的答案是，合理安排三餐，吃得对，吃得好。

这就要求我们弄清楚大方向：适合糖尿病患者吃的食物有哪些，如何健康地吃；如何挑选饮品；哪些食物要少吃或不吃；有糖尿病并发症的患者、特殊的糖尿病患者在选择食物方面有哪些特殊禁忌。

弄清楚大方向之后，我们还要进行计算：一天要摄入多少热量，大概需要多少份食物；如何利用食物交换份巧换三餐食谱；粗杂粮按什么比例和白米白面搭配；哪些蔬菜可以充饥，哪些蔬菜可以和主食交换；如何正确地吃水果；有糖尿病并发症的患者、特殊的糖尿病患者如何通过三餐饮食合理控制病情。

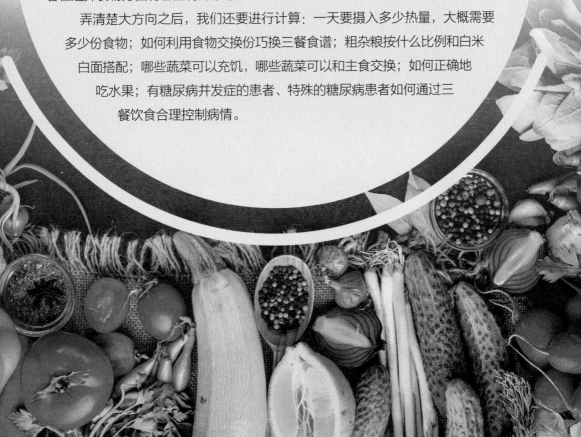

不管是年迈的、年幼的、怀胎十月的，还是三十而立、四十不惑的，都可以从本书找到适合自己的三餐方案。

　　此外，本书还特别安排了"专家指导"栏目，对一些糖尿病患者容易忽视的问题进行提醒和解析，以及配合三餐原则提出的推拿、运动等方案，简单实用，实操性强。

　　糖尿病是一种终身性疾病，虽然听起来可怕，但如果控制得好，它只不过是提醒糖尿病患者要改善生活方式，尤其是改善饮食方式的"警报铃"而已。

　　谨以本书献给那些不甘于被糖尿病降低生活品质的人，也衷心祝愿所有的人都能拥有健康幸福的生活。

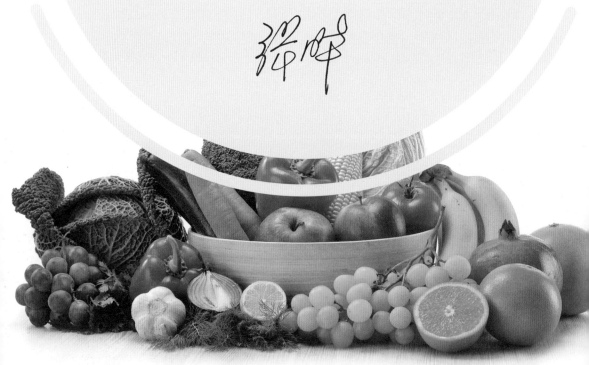

目录

扫一扫，看视频

第一章

关于糖尿病，
要尽早知道的常识

第二章

坚持饮食总原则，
远离糖尿病

第三章 三餐巧安排，控糖、营养可以兼得

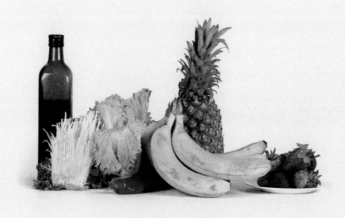

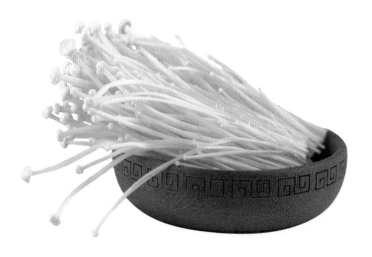

水产类

水果类

其他类

糖尿病
并发症的三餐方案

糖尿病特殊人群
最佳三餐方案

第一章

关于糖尿病，
要尽早知道的常识

警惕糖尿病的征兆

扫一扫，看视频

喝得多
饮水量和饮水次数都增多

体重减少
体重突然明显下降

吃得多
食欲亢进，食物摄入量倍增

手足麻木
手脚麻木及发抖、手指活动不利及阵痛感、剧烈的神经炎性脚痛等

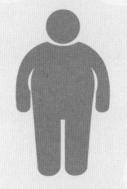

尿得多，量大
小便频繁，每昼夜尿量达 3000～5000 毫升

易感染
反复发生感染，并且长时间不愈

视物模糊
高血糖可以损坏眼部毛细血管，引起糖尿病性视网膜病，导致视力下降、视物模糊

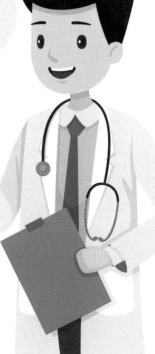

糖尿病的类型

扫一扫，看视频

1型糖尿病

主要人群 | 1型糖尿病又叫青年发病型糖尿病，常在35岁前发病，多见于儿童和青少年。

症状特点 | 患者往往起病急，"三多一少"症状比较明显，容易发生酮症酸中毒，许多患者都以酮症酸中毒为首发症状。

2型糖尿病

主要人群 | 2型糖尿病也叫成人发病型糖尿病，多在35岁之后发病，以体重超重或肥胖的中老年人居多，占糖尿病患者的90%以上。

症状特点 | 2型糖尿病多数起病缓慢，"三多一少"症状较轻或者不典型，早期也可以没有任何不适症状，较少出现酮症酸中毒现象。

妊娠糖尿病

主要人群 | 该病多发生在有糖尿病家族史、肥胖、高龄的孕妇中。

症状特点 | 随着分娩的结束，多数妊娠糖尿病患者血糖可恢复正常，但仍有近1/3的患者在未来的5~10年会发展为永久性糖尿病。

特殊类型糖尿病

主要人群 | 主要包括遗传性胰岛 β 细胞缺陷、胰腺疾病、内分泌疾病以及药物因素所致的糖尿病。

症状特点 | 要在医生指导下治疗，对明确病因的糖尿病要注意原发病的治疗。

糖尿病不可怕，并发症才可怕

研究表明，糖尿病发病10年后，有30%~40%的患者会出现至少一种并发症。控制并发症是每个糖尿病患者必须要做的，因为它的危害比糖尿病本身严重得多，它是导致患者致残、致死的主要因素。

急性并发症

糖尿病急性并发症是指糖尿病急性代谢紊乱，包括低血糖、高渗性昏迷、酮症酸中毒等。

低血糖	高渗性昏迷	酮症酸中毒
开始表现为饥饿、发慌、头晕、手脚发抖、冒汗、心跳加速等症状，严重时会抽搐、昏迷。如果不及时抢救，延误6小时以上就会严重损伤糖尿病患者的大脑，甚至造成死亡。	主要表现为严重脱水、高血糖，血液高渗引起意识障碍，有时伴有癫痫。一旦发病，死亡率极高，必须及早送医院治疗。	早期主要表现为乏力、口渴、多尿、多饮，进而出现食欲减退、恶心呕吐等症状，并伴有心慌气短。症状加重时会出现头晕、嗜睡，继而意识逐渐模糊、反应迟钝，最后陷入昏迷，患者呼吸深而快，呼出气体有烂苹果气味，需及时抢救。

慢性并发症

糖尿病慢性并发症主要为大血管病变（心脏病、高血压、脑血管意外及下肢血管病变）、微血管病变（糖尿病性视网膜病变、糖尿病性肾病）、神经病变等，以累及心、脑、肾等重要器官和对身体危害性大为特点，是糖尿病防治的重点和难点。

遏制糖尿病，把握住"糖尿病前期"

提起糖尿病，人们可能马上就会想到"终身服药""不治之症"等可怕又无奈的词语。事实的真相是：糖尿病的发生发展不是一朝一夕的事，糖尿病是可防可治的。遏制糖尿病，必须从"糖尿病前期"着手。

何谓"糖尿病前期"

在糖尿病确诊之前，有一个阶段容易被人们忽略，这就是糖尿病前期。糖尿病前期包括空腹血糖受损（IFG）和糖耐量受损（以往称为"糖耐量减退或低减"，IGT）两种情况。几乎所有的2型糖尿病患者发病前都要经过糖耐量受损（IGT）阶段，而这个阶段是糖尿病唯一可逆的阶段。但恰恰在这个阶段，由于患者重视不足，导致错过了糖尿病逆转的黄金时期，最终使糖尿病成为终身疾病。

IFG/IGT 诊断标准

静脉血浆血糖		
项目	空腹血浆葡萄糖（毫摩尔／升）	餐后2小时血糖（毫摩尔／升）
空腹血糖受损	5.6~6.9	—
糖耐量受损	—	7.8~11.0

糖尿病前期怎么遏制

生活方式干预是预防或延缓糖尿病前期向糖尿病进展的基础治疗。如果生活方式干预之后，血糖依旧控制不好，应该予以药物干预。

1 生活方式干预
一是控制饮食，二是适当运动。

2 药物干预
单纯生活方式干预不足以阻止其向糖尿病进展时，应予以必要的药物治疗。目前，阿卡波糖和二甲双胍被推荐为糖尿病前期干预的理想药物。在医生的指导下，空腹血糖升高的人可适度服用二甲双胍，餐后血糖高的人可选择阿卡波糖。

平稳控糖，从一日三餐做起

一些退休的糖尿病患者，生活变得规律起来，血糖比退休前变得更稳定。而糖尿病上班族因为工作、交际、交通等原因，一日三餐有时不能做到定时定量，导致血糖波动明显。所以，糖尿病患者想要血糖变得稳定，就要从吃好一日三餐做起。那么究竟怎么样才算是吃好呢？至少要做好以下两个方面的工作。

一日三餐合理搭配

糖尿病患者只要合理搭配一日三餐，就能摄取充足的营养，充分享受美食带来的快乐。糖尿病患者每天摄入的热量和各种营养素，应该相对均衡地分配到三餐中。三餐饮食原则为"五低两高一适量"——五低，即低糖、低脂、低胆固醇、低盐、低热量；两高，即高维生素、高膳食纤维；一适量，即蛋白质适量。

值得一提的是，当糖尿病患者把碳水化合物总量压缩后，一定会产生热量缺口，这时当然不能用维生素、钙和蛋白质来补充，要选择具有延缓血糖升高作用的碳水化合物食物，比如大豆及其制品、粗粮等，而不是采用简单的糖类。建议糖尿病患者一日三餐，至少要有一餐以粗粮为主食。

对超重的糖尿病患者来说，"低碳水化合物 + 低脂 + 高膳食纤维"的饮食是减肥的核心基础。

一日三餐定时定量

在确定了每日总热量和三大营养素比例后，要计算出主食的总量，主食的选择要粗细粮搭配，并且多选择血糖指数低的主食。然后固定一日三餐的主食量，应根据劳动强度的大小，确定进食的量。如果今天全吃粗粮，明天全吃细粮，这样由于血糖指数不同，就会导致餐后血糖不稳定，不利于减轻胰岛细胞的负担和糖尿病的治疗。另外，临床上为了减轻胰岛负担，使之合理分泌胰岛素，糖尿病患者一日至少应进食三餐，而且要结合临床情况定时定量。对于注射胰岛素或易出现低血糖以及病情控制不好的患者还应在三次正餐之间增添 2~3 次加餐，但进餐时间必须相对固定，否则会造成血糖水平紊乱。

第二章

坚持饮食总原则，
远离糖尿病

选择血糖生成指数（GI）低和食物血糖负荷（GL）低的食物

用血糖生成指数（GI）和食物升糖负荷（GL）合理安排膳食，对于调节和控制人体血糖大有好处。在国外，有许多专门针对低血糖指数饮食设计的菜谱。因此，糖尿病患者在配餐时，建议多选用中低 GI 和 GL 食物。

多选用低 GI 食物

低血糖生成指数（0~55）的食物包括豆类（如黄豆、绿豆、扁豆、四季豆）、麦麸谷类、糙米、乳类、坚果等。一般来说，同类的食物，或者同一种食物采用不同的烹调方法，血糖生成指数都有比较大的差异。如饭类，糯米饭的血糖生成指数要高于大米饭，但糯米粥的血糖生成指数远低于大米粥。另外，同样的原料烹调时间越长，食物的血糖生成指数也越高。建议糖尿病患者烹饪时多用急火煮，少熬炖。

GI 值类别	GI 值范围
低	≤55
中	56~69
高	≥70

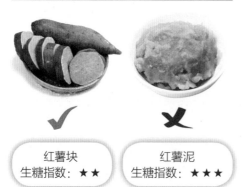

✔ 红薯块
生糖指数：★★

✘ 红薯泥
生糖指数：★★★

专家指导

降低食物生糖指数的烹调方法

蔬菜能不切就不切：一般薯类、蔬菜等不要切得太小或制成泥状。宁愿多嚼几下，让肠道多蠕动，才更有利于控制血糖。高、中、低生糖指数的食物搭配烹调：高、中生糖指数的食物与低生糖指数的食物一起烹饪，可以制作出中生糖指数的膳食。急火煮，少加水：食物的软硬、生熟、稀稠、颗粒大小对食物血糖生成指数都有影响，加工时间越长、温度越高、水分越多，糊化就越好，食物血糖生成指数也越高。

选择低食物血糖负荷（GL）的食物

食物血糖负荷（GL）概念的引出很有必要，它是指特定食物所含碳水化合物的量（一般以克为计量单位）与其血糖生成指数值的乘积，糖尿病患者宜选低血糖负荷的饮食。

> GL=GI × 碳水化合物含量（克）/100

GL 指导人们膳食的判定标准：

GL≥20 为高血糖负荷饮食，表示对血糖影响很大；

10≤GL<20 为中血糖负荷饮食，表示对血糖影响不大；

GL<10 为低血糖负荷饮食，表示对血糖的影响很小。

食物影响血糖，可依据 GL<10 的低血糖负荷标准计算进食食物的安全量。如糖尿病患者想吃 200 克西瓜，那么，可按上述标准了解西瓜对血糖有没有影响（每 100 克西瓜含碳水化合物 5.5 克，西瓜 GI=72）。计算得出西瓜的 GL=72 ×（5.5×2）÷100=8，结果表明 200 克西瓜的 GL<10，对血糖没有显著影响，可以放心地进食这 200 克西瓜。

将 GI 和 GL 搭配起来配餐

糖尿病患者在选择食物和搭配一日三餐时，可以将 GI 和 GL 结合起来，既要考虑到食物含碳水化合物的品质，即消化的速度，还要照顾到食物含碳水化合物的总量及对血糖负荷的影响。

碳水化合物质和量的全面平衡，是糖尿病饮食最科学、最合理、更加多元化和人性化的搭配方案。

糖尿病患者应将 GI 和 GL 与食物交换份法联合应用，科学选择低 GI 和低 GL 的食物，从而有利于减轻胰岛细胞负荷，能有效控制和稳定血糖，减少糖尿病患者并发症，提高患者的生活质量。

GL 值类别	GL 值范围
低	<10
中	11~19
高	>20

食物	GI	GL
燕麦	50	10
玉米片	80	20
馒头	68	34
面条	50	37
白米饭	88	67
牛奶	27	3
豆浆	44	8

碳水化合物占总热量的 55%~60%

对于糖尿病患者来说，主食并非吃得越少越好。现代人之所以糖尿病高发，不是因为谷类食物吃多了，恰恰是因谷类吃得少，而高蛋白、高脂肪食物吃得太多所致。2007 年版《中国 2 型糖尿病防治指南》建议，每日热量供给中，碳水化合物应占 55%~60%，这里的 60% 是取平均值。后来，美国糖尿病学会对碳水化合物的摄入比例提出一个范围——55%~65%。如果甘油三酯高，则应少吃（55%），如不高，则可多吃（65%）。

碳水化合物由主食提供

碳水化合物即糖类，主要存在于主食中。主食包括各种谷类、薯类和杂豆，其中谷类除精白米面类"细粮"外，还包括小米、黑米、玉米、燕麦、荞麦、藜麦、高粱等杂粮，也包括糙米和全麦。各种薯类（如红薯、土豆、芋头）和各种杂豆（如红小豆、绿豆、扁豆、芸豆、蚕豆）也属于主食。它们共同的特点就是富含碳水化合物，而相比细粮，粗粮中膳食纤维、维生素、矿物质和植物化学物的含量要更丰富，日常饮食必须包括一部分这样的主食。

糖尿病患者必须吃主食

很多糖尿病患者错误地认为不吃主食就能控制血糖。对于糖尿病患者的主食摄入，现代营养学的观点如下。

1 糖尿病患者必须吃主食。这是因为，主食即碳水化合物产生的葡萄糖是人体主要的热量来源，虽然蛋白质、脂肪在体内也能转化为葡萄糖，但量很少，并且在转化过程中会消耗很多热量，还会产生有害物质。如果不吃主食，身体会动员脂肪产生热量，其结果是产生酮体，不但损害大脑，还有导致酮症酸中毒的可能。另外，脑神经的营养必须依靠葡萄糖，主食吃少了容易发生低血糖，出现头晕、冷汗、乏力等症状。

2 主食每天要吃够量，糖尿病患者每天主食的热量比例应与正常人相同，为 55%~60%。

3 糖尿病患者的主食种类应以多糖为主，即粮食，而应该少吃含双糖、单糖多的甜食。

蛋白质占总热量的 15%～20%

糖尿病患者常存在负氮平衡，即体内蛋白质的代谢消耗大于膳食补给。如果膳食中蛋白质所占热比偏低，难以纠正负氮平衡现象，故糖尿病患者蛋白质的供给应比正常人略高，但是长期给予高蛋白饮食，对病情控制无益，因为蛋白质在满足代谢需要之后，多余的蛋白质通过糖异生作用也可使血糖升高（一般每 100 克蛋白质可生成 58 克葡萄糖）。综上所述，没有并发症的糖尿病患者饮食中的蛋白质应占总热量的 15%～20%（无肾脏损害时）。

病情稳定下的蛋白质供给

病情控制稳定、没有并发症的糖尿病患者其膳食中的蛋白质供给量应与正常人相同，即成年人每千克体重 1.0～1.2 克 / 日。一个理想体重 60 千克的成年人每天应摄入蛋白质 60～72 克，或蛋白质占全日总能量的 15%～20%（无肾脏损害时），优质蛋白 50% 以上。优质蛋白主要来源于淡水鱼、禽类肉蛋、低脂奶、豆类食品。

病情不稳定下的蛋白质供给

多数情况下，糖尿病患者的病情是复杂多变的，这时患者膳食中的蛋白质供给量也应作相应的变化。如在初次诊断为糖尿病时，相当一部分患者的血糖波动较大、病情控制不好。此时患者蛋白质分解代谢增强，易出现氮的负平衡（即消耗大于摄入），故蛋白质供给量需适当增加，按每千克理想体重 1.2～1.5 克 / 日计算为宜。

另外，一些处于特殊生理时期的人群如孕妇、乳母，则应根据各自的生理特点给予足量的蛋白质，以保证胎儿或婴幼儿的生长和发育需要。如妊娠中期（4～6 个月）每天应在基本供给量的基础上增加 15 克蛋白质，妊娠后期（7～9 个月）每天增加 30 克蛋白质，哺乳期每天应增加 25 克蛋白质。

当并发糖尿病肾病时，则不能按照上述原则供给蛋白质，建议蛋白质所占热比在 10%。因为膳食蛋白在代谢过程中不仅会加速肾功能的损害，而且蛋白质产生的代谢产物也会加重肾脏负担。此时应根据患者肾脏受损的程度而限制膳食蛋白的摄入量。

脂肪占总热量的 20%~30%

脂肪是重要的营养物质之一，是人类生命能源和机体代谢不可缺少的必需物质。人体内存在棕色和白色两种脂肪。白色脂肪堆积在皮下，负责储存多余热量；棕色脂肪负责分解引发肥胖的白色脂肪，从而可以预防肥胖引起的2型糖尿病。对于糖尿病患者来说，脂肪的摄入量应占总热量的 20%~30%。

脂肪每日摄入 45~55 克

糖尿病患者的脂肪摄入量应适当限制，应小于全日总热量的 30%，尤其是饱和脂肪酸不宜过多，一般成人患者每日摄入的脂肪量为 45~55 克。其中包括以下几部分。

1 饱和脂肪酸：应小于 10%，少吃肥肉、猪牛羊脂肪，以及禽类的皮下脂肪、黄油等。

2 多不饱和脂肪酸：占全日总热量的 10%。

3 单不饱和脂肪酸：≥总热量的 10%，多食橄榄油、山茶油、茶籽油等。

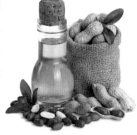

脂肪摄入的方法

为了保证脂肪的摄入，应适量摄入禽肉，多摄入鱼类等水产品，而限制摄入畜肉。禽肉脂肪中的必需脂肪酸含量普遍高于畜肉脂肪；鱼类脂肪含量低且多由不饱和脂肪酸组成，尤其是深海鱼中富含 DHA 和 EPA。畜肉的脂肪含量以猪肉最高、牛肉最低，其中饱和脂肪酸比例以牛肉最高、猪肉最低。建议糖尿病患者每天应摄入禽畜肉类 50~100克、鱼虾 50 克。

需要注意的是：完全杜绝饱和脂肪酸的摄入同样对心血管不利。对素食者的研究发现，膳食中缺乏饱和脂肪酸也是导致冠心病和动脉粥样硬化的重要因素之一。

减少食物中隐性脂肪的方法

1 若是炒肉、烤翅、烧翅，先加些调料，如姜片、花椒、料酒，煮十几分钟，既可去除隐性脂肪，还可调味。

2 吃些不善吸油的蔬菜，如青椒、土豆、黑木耳、豆腐等。

3 拌凉菜时，可将菜焯熟凉凉，加入盐拌匀，最后加几滴香油提味，脂肪含量自然比炒菜低得多。

膳食纤维每日摄入 30~40 克

研究发现，高纤维饮食有助于降低血糖水平。高纤维食物消化速度更慢，这意味着葡萄糖会逐渐进入血液，因而有助于保持餐后适中的血糖水平。高纤维饮食也有助于降低血液胆固醇水平，帮助减肥，增强饱腹感。中国营养学会推荐，每个人每日至少应该摄入 25 克膳食纤维，最好吃到 30 克以上的膳食纤维。美国糖尿病学会建议糖尿病患者每人每天摄取的膳食纤维应达到 40 克。为此，推荐糖尿病患者每天摄入 30~40 克膳食纤维，以有效控制血糖。

膳食纤维的来源

膳食纤维主要存在于全谷（如糙米、糠皮、燕麦麸、小米、黑米、燕麦片、全麦粉等）、杂粮（如黄豆、红小豆、绿豆、黑豆、芸豆、豌豆等）、蔬菜（如芹菜、生菜、芥菜、四季豆、牛蒡、胡萝卜等）、水果（如樱桃、紫葡萄、带皮苹果、草莓、柚子等）等食物中。另外，薯类和海藻类的食物也含有膳食纤维，如土豆、白薯和裙带菜等。因此，糖尿病患者每天都要保证全谷杂粮的摄入。

简单判断膳食纤维的摄入量

| 500 克蔬菜 | ➜ | 10 克膳食纤维 |

| 250 克水果 | ➜ | 5 克膳食纤维 |

| 主食中添加一半的粗杂粮 ＋ 500 克蔬菜 ＋ 500 克水果 | ➜ | 30 克膳食纤维 |

摄入膳食纤维不宜过量

过量摄入膳食纤维可能引起腹泻、腹痛、胀气等，这时候应该停止补充。另外，过量的膳食纤维还会影响铁、锌、钙和镁这些微量元素的吸收。需要特别提醒的是，胃肠功能差、消化不良的人摄入膳食纤维需谨慎，以免加重原有病情。

食用油控制在每日
20~25克，多用植物油

根据《中国居民膳食指南（2016）》的建议，每人每天烹调油用量不超过25克或30克。过量摄入烹调油是造成中国居民脂肪过多的一个主要原因。而对于糖尿病患者来说，每人每天烹饪油用量应该控制在20~25克，并多用植物油。

《中国居民膳食指南（2016）》建议："应经常更换烹饪油的种类，食用多种植物油"，这一条也适用于糖尿病人群。一般来说，大豆油、花生油、亚麻籽油、橄榄油等都是很好的植物油，可交替或混合食用。

相对于植物油而言，猪油、牛油、鸡油等动物油，富含饱和脂肪酸和胆固醇，不仅容易导致肥胖，还容易导致血脂异常。而肥胖会降低胰岛素的敏感性，使血糖升高，血脂异常则会引发高脂血症，对于已经罹患糖尿病的人群来说更易引发并发症。因此，防治糖尿病，应少用动物油。

烹调时少用植物油，每餐每人不超过1勺。

以全家为单位控制用油，三口之家5升量的一桶油，至少要食用2个月。

用平底锅做菜，这样可少用些"润锅"的油。平底锅受热均匀，油入锅稍转一下，就可铺满整个锅，同时还减少油烟的产生，使每滴油都用得恰到好处。

减少吃油的诀窍

食物可以先氽再炒。肉类先氽烫可去脂肪。不易熟或易吸油的食材事先氽烫，再放入其他食材同煮或煎炒，可减少汤汁或油脂的吸入。炒蔬菜时还可以先在锅里倒少量油，加热倒入蔬菜翻炒三四遍，大约十几秒钟后，沿炙热的炒锅边加一点水，盖上锅盖，焖上几秒钟，再打开锅盖略微翻炒，这样就能既少用油又熟得快。

多使用不粘锅，这样可少用一些"润锅"油，从而减少用油量。

少点盐，多饮水

盐不超过每日 5 克

《中国居民膳食指南（2016）》建议，正常人每人每天盐的摄入量不超过 6 克。对于糖尿病患者来说，每天盐摄入量应比标准参考量少 1 克，控制在每天 5 克以内更合适。可即使用了限油壶、限盐勺，平时一不留神用盐量就可能超标。其实，掌握一些小诀窍，就能改变这一状况。

低盐饮食的烹调方法

1 后放盐。烹饪时，不要先放盐，一定要在起锅前将盐撒在食物上，这样盐附着在食物的表面，既能使人感觉到明显的咸味，又不至于过量。

2 用酸味代替咸味。刚开始低盐饮食时，如果觉得口味太淡，可用醋、柠檬汁、番茄酱等调味，既可以减盐，又可以让味道更好。比如，可以在菜七成熟的时候先放入醋。因为醋不仅能促进消化、提高食欲，减少维生素的损失，还能强化咸味，不会让人觉得菜肴清淡无味。

3 用咸味重的食物代替盐。酱油里边也隐藏着盐分，在使用的时候要注意用量，并相应减少食盐的用量。同理，烹饪中可以选择加入豆瓣酱、酱油来实现咸味口感，不放盐，这也是减少食盐摄入的一个好办法。

多饮水，预防糖尿病并发症

糖尿病患者多饮水，不仅是对体内失水的补充，而且还有改善血运、促进循环、增加代谢及消除酮体等作用。此外，饮水可使血浆渗透压下降或恢复正常，起到降血糖的作用。

需提醒的是，糖尿病患者因口渴中枢长时间受刺激，对体内缺水的敏感性下降，即使体内已经缺水，往往也没有口渴的感觉。所以，糖尿病患者在无口渴感时，也应适当饮水。

专家指导

饮水须知

1. 饮水的最佳时间是两餐之间及夜间与清晨，夜间是指晚饭后 45 分钟至睡前一段时间，清晨是指起床至早饭前 30 分钟。
2. 喝水宜少量多次，不要一次喝太多。

彩虹饮食法，
延缓血糖上升速度

什么是彩虹饮食法

美国癌症协会 ACS 推荐彩虹饮食法，将蔬果的颜色分类成绿、红、橙黄、紫黑、白，认为每种颜色都有不同的营养素和对应的保健功效，在预防慢性病、减少肿瘤风险等方面有不错的效果。彩虹饮食法也非常适合糖尿病患者。

3 条原则，让彩虹饮食法不难实践

《中国居民膳食指南（2016）》建议每人每天应吃蔬菜 300~500 克、水果 200~350 克。根据彩虹饮食法，在做到膳食均衡的前提下，要保证其中蔬果的总量且尽可能吃够 5 种颜色，就是要做到：

相同颜色换着吃	种类多	颜色多

5 种颜色，代表这些优质营养

绿色食物 指各种绿色的新鲜蔬菜、水果，其中以深绿色的叶菜最具代表性。

菠菜、空心菜、芥蓝、茼蒿、小油菜、西蓝花、青椒、韭菜、葱、丝瓜、黄瓜、苦瓜、豌豆、芦笋、猕猴桃……

绿色蔬果含有丰富的膳食纤维，能帮助消化、预防便秘，并含有各种矿物质，让身体保持酸碱平衡的状态。

绿色食物中还含有维生素，如胡萝卜素、维生素 C、叶酸等，胡萝卜素在体内可转化成维生素 A，能强化葡萄糖耐受性；维生素 C 具有抗氧化性，可提高身体的抗病能力。

红色食物

指偏红色、橙红色的蔬果及各种畜肉类的肉及肝脏等。

牛肉、羊肉、猪肉、猪肝、胡萝卜、红辣椒、红甜椒、山楂、番茄、西瓜、红枣、草莓、樱桃、红小豆……

红色的蔬果往往富含铁质，能帮助造血；维生素A和番茄红素等抗氧化物质可保护细胞膜免遭体内自由基的破坏，维持血管弹性。胡萝卜素和番茄红素等脂溶性物质可用油炒的方式来烹调，能增加吸收率。

红色的肉类富含优质蛋白质和铁，可维持人体造血功能，提高兴奋感，促进食欲。

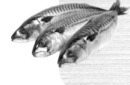

白色食物

指的是米、奶、蛋、鱼类及蔬果中的瓜类、笋类等。

鸡肉、鱼肉、牛奶、大米、山药、大豆、莲子、面粉、杏仁、茭白、鸡蛋、梨、荔枝、银耳、白萝卜……

白色的瓜果中富含水分和水溶性膳食纤维，能补充水分，滋润皮肤；笋类富含膳食纤维，能加速大肠蠕动，帮助排便。

白色食物中的主食，如米面类能使人获得淀粉、蛋白质、维生素等营养，是人体热量的来源；白色的鱼类、蛋类、奶类可提供优质蛋白质，用于组织细胞的修复。

黄色食物

多为五谷类、豆类和黄色蔬果。

玉米、柠檬、菠萝、木瓜、橙子、柑橘、枇杷……

五谷类主要含淀粉，是热量的主要来源。五谷中富含的多糖能提高葡萄糖耐受性，对预防糖尿病有一定作用。黄色蔬果中往往含丰富的维生素C、胡萝卜素、番茄红素，是很好的抗氧化食物。

黑色食物

以黑色菌藻类、种子类为主。

黑米、黑芝麻、木耳、黑豆、海带、香菇、黑枣、海苔、乌梅……

黑色食物往往含丰富的矿物质，如锌、锰、钙、铁、碘、硒等，能平衡体内电解质，使生理功能正常。如香菇中含香菇多糖，能抑制肿瘤，增加人体免疫功能。

一日三餐换成 5~6 餐吃，
让血糖更平稳

为了减轻胰岛负担，使之合理分泌胰岛素，糖尿病患者应该合理安排餐次，坚持少食多餐，定时定量进餐。对于注射胰岛素或用口服降糖药治疗病情波动的患者，最好每日进食 5~6 餐，也就是在三次正餐之间添 2~3 次加餐，即从三次正餐中匀出一部分食品留作加餐用。这是防止低血糖，控制高血糖行之有效的措施。

少食多餐，血糖更平稳

糖尿病患者比较适宜少食多餐，这样不仅能控制全天摄入的总热量，还可以避免饮食数量超过胰岛的负担，使血糖不至于猛然升高，而血糖下降时因已进食可以避免低血糖反应。有的病人为了降低血糖取消早餐，只吃午餐、晚餐，或者认为只要主食量不变，餐次可以随便，这些做法是不可取的。

如何将一天的饭分成 6 顿吃

吃的食物量少，血糖波动当然也随之变小，血糖自会更平稳，但过于频繁的进食不仅不现实、不方便，也会对肠胃造成不良影响，甚至形成心理负担。一般情况下，胃需要 2~3 小时来消化和运送食物。胃空了，才会开始有饥饿的感觉。因此，通常建议糖尿病患者一天进食 6 次，包括早、中、晚三顿正餐，以及上午 10 点左右、下午 3 点左右、晚上 9 点左右的 3 次加餐。

需注意的是，3 次加餐和正餐还是有区别的。加餐时进食量应该比正餐少，适宜吃些水果、面包、坚果、肉干之类的零食。此外，在刚开始按照一天 6 顿进餐的时候，由于进食习惯改变较大，最好在每次加餐前后监测血糖。这样有助于糖尿病患者找到合适的加餐量。

第三章

三餐巧安排，
控糖、营养可以兼得

算算一天吃多少

控制血糖就要合理控制饮食，那么如何知道每天应该吃多少种类和分量的食物呢？这就要根据自己的情况计算出总热量，进而合理安排一日三餐。我们以一名42岁的男性为例，看看如何计算他一日所需热量。这位男性已患糖尿病3年，姓黄，身高170厘米，体重65千克，从事教师工作。

计算每天所需总热量

第一步，先来计算标准体重

> 标准体重（千克）= 身高（厘米）- 105

如上，黄先生的标准体重 = 170 - 105 = 65（千克）

第二步，判断现有体重是消瘦还是肥胖

体重指数（BMI）是用来判断消瘦还是肥胖的参考数值。

> BMI（体重指数）= 现有体重（千克）÷ [身高（米）]^2

中国成年人体重指数标准表

消瘦	正常	超重	肥胖
<18.5	18.5~23.9	24~27.9	≥28

用得出的体重指数数值，对照"中国成年人体重指数标准表"查询确定体重指数标准。

如上，黄先生的 BMI = 65 ÷ [1.70]^2 = 22.5，对照"中国成年人体重指数标准表"查询得知，黄先生属于正常范围。

第三步，判断活动强度

活动强度一般分为三种：轻体力劳动、中等体力劳动、重体力劳动，具体的界定方法见下图。

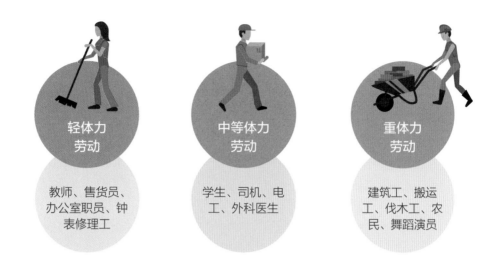

轻体力劳动 | 教师、售货员、办公室职员、钟表修理工

中等体力劳动 | 学生、司机、电工、外科医生

重体力劳动 | 建筑工、搬运工、伐木工、农民、舞蹈演员

第四步，计算每日所需总热量

总热量（千卡／日）＝标准体重（千克）×每天每千克标准体重需要的热量（千卡／千克）

每天每千克标准体重需要的热量可通过查询"成人糖尿病热量供给标准表"得知。

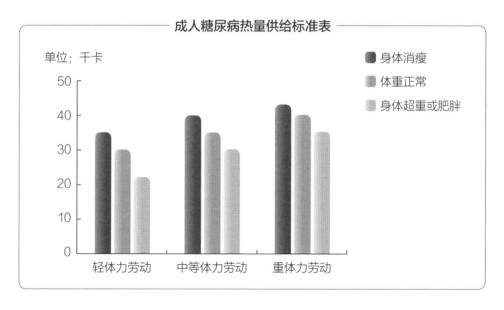

成人糖尿病热量供给标准表

通过之前的计算已知，黄先生体重属于正常，从事的是轻体力劳动，查"成人糖尿病热量供给标准表"可知，其对应的热量供给值是 30 千卡，那么，黄先生每日所需总热量 ＝65×30＝1950（千卡／日）。

一天总热量如何分配到三餐

每日所需总热量计算好后，可以按照自己的饮食习惯，按早、中、晚各占1/3，或早餐 1/5，午餐、晚餐各 2/5 的比例来分配。

1/3 比例套餐实践操作

在前面的例子中我们计算出了黄先生每日需要的总热量 1950 千卡，如果按早、中、晚各1/3 的比例来分配三餐的热量，即：

早餐的热量 =1950 千卡 ×1/3=650 千卡

午餐的热量 =1950 千卡 ×1/3=650 千卡

晚餐的热量 =1950 千卡 ×1/3=650 千卡

1/5、2/5、2/5 比例套餐实践操作

黄先生如果按早餐、午餐、晚餐各 1/5、2/5、2/5 的比例来分配三餐的热量，即：

早餐的热量 =1950 千卡 ×1/5=390 千卡

午餐的热量 =1950 千卡 ×2/5=780 千卡

晚餐的热量 =1950 千卡 ×2/5=780 千卡

此外，需要特别注意以下三点：

1 三餐热量的摄入比例确定后，不要随意更换。

2 要严格按照规定进食，并且要在相对固定的时间进餐，总热量保持不变。

3 不要将三餐并作两餐吃，以免打乱身体的代谢，对血糖控制不利。

食物交换份，
三餐控糖、营养可以兼得

认识食物交换份

食物交换份是将食物按照来源、性质分成几大类，一交换份的同类食物在一定重量内，所含的热量、糖类、蛋白质和脂肪相似，而一交换份的不同类食物间所提供的热量是相等的。食物交换份的应用可使糖尿病食谱的设计趋于简单化。可以根据患者的饮食习惯、经济条件、季节和市场供应情况等选择食物，调剂一日三餐。在不超出全日总热量的前提下，糖尿病患者可以和正常人一样选食，做到膳食多样化，营养更均衡。

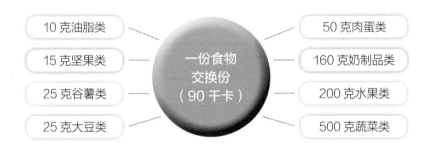

10 克油脂类		50 克肉蛋类
15 克坚果类	一份食物交换份（90 千卡）	160 克奶制品类
25 克谷薯类		200 克水果类
25 克大豆类		500 克蔬菜类

快速计算每天吃多少份

糖尿病患者每日食物交换份快速估算公式：

$$每日需要份数 \approx 患者体重（千克）\times 相应系数 + 纠偏常数$$

活动强度	消瘦	体重不足	标准体重	超重	肥胖
中体力活动	0.6	0.5	0.4	0.3	0.3*
轻体力活动	0.5	0.4	0.3	0.2*	0.2

*：上表中中体力活动肥胖项计算系数纠偏常数"-3"，轻体力活动超重项计算系数纠偏常数"2"。

比如，对于一个46岁、身高1.60米、体重63千克、从事办公室工作的女性糖尿病患者来说，医生首先可以判断她属于超重、轻体力劳动者，然后套用以上的公式快速估算出她每日食物份需要量为：$63 \times 0.2 + 2 \approx 15$ 份。

一天中每类食物吃多少份

估算出糖尿病患者每日食物交换份需求量后，六大类食物分配份数为：

主食类（份数）= 每日食物交换份数 ÷ 2-1

蔬菜类（份数）= 1 水果类（份数）= 1 坚果类（份数）= 0.5

烹饪油（份数）= 每日食物交换份数 ÷ 4 ÷ 2

蛋白质（份数）= 每日食物交换份数 ÷ 5

这位女性糖尿病患者王某一日的食物分配是：主食类 =15÷2-1 ≈ 6（份）；蔬菜类1份；水果类1份；坚果类0.5份；烹饪油 =15÷4÷2 ≈ 2（份）；蛋白质类 =15÷5=3（份）。本书都假设烹饪的菜是合理用油的，由于烹饪油加在菜中看不见，因此，估算时不再包括油脂部分。王女士进餐时可估算的食物交换份为11.5份。换算成手测量法，则王女士每天要吃的量大约为：2小碗（或2拳头）的主食+2手掌大的叶菜+1手捧（或1拳头）的水果+1把瓜子+1.5调羹植物油+3掌心大的蛋白质。

不同热量糖尿病患者饮食内容举例表

热量（千卡）	交换（份）	谷薯类		蔬果类		肉蛋豆类		浆乳类		油脂类	
		重量（克）	交换（份）	重量（克）	交换（份）	重量（克）	交换（份）	重量（克）	交换（份）	重量（克）	交换（份）
1200	14	150	6	500	1	150	3	250	1.5	20	2
1400	16	200	8	500	1	150	3	250	1.5	20	2
1600	18	250	10	500	1	150	3	250	1.5	20	2
1800	20	300	12	500	1	150	3	250	1.5	20	2
2000	22	350	14	500	1	150	3	250	1.5	20	2
2200	24	400	16	500	1	150	3	250	1.5	20	2

根据等值食物交换表制订食谱

等值谷薯类食物交换表

食物	每交换份质量（克）	食物	每交换份质量（克）
鲜玉米（1个，中等大小，带棒心）	200	混合面	25
湿粉皮	150	燕麦片、莜麦面	25
土豆	100	荞麦面、苦荞面	25
烧饼、烙饼、馒头	35	各种挂面、龙须面	25
咸面包、窝头	35	通心粉	25
生面条、魔芋生面条	35	干粉条、干莲子	25
大米、小米、糯米、薏米	25	绿豆、红小豆、芸豆、干豌豆	25
高粱米、玉米粒	25	油条、油饼、苏打饼干	25
面粉、米粉、玉米面	25		

注：每交换份的谷薯类食物提供蛋白质2克、碳水化合物20克，提供热量90千卡。

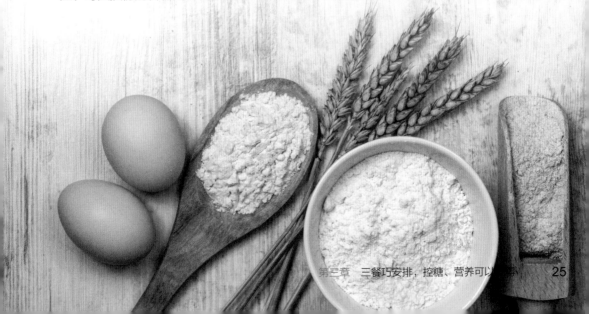

等值蔬菜类食物交换表

食物	每交换份质量（克）	食物	每交换份质量（克）
大白菜、圆白菜、菠菜、油菜	500	白萝卜、青椒、茭白、冬笋	400
韭菜、茴香、茼蒿	500	南瓜、菜花	350
芹菜、苤蓝、莴笋、油菜薹	500	鲜豇豆、扁豆、洋葱、蒜薹	250
西葫芦、番茄、冬瓜、苦瓜	500	胡萝卜	200
黄瓜、茄子、丝瓜	500	山药、荸荠、藕、凉薯	150
芥蓝	500	慈姑、百合、芋头	100
蕹菜、苋菜、龙须菜	500	鲜豌豆	70
绿豆芽、鲜蘑菇、水浸海带	500		

注：每交换份蔬菜类食物提供蛋白质 5 克、碳水化合物 17 克，提供热量 90 千卡。

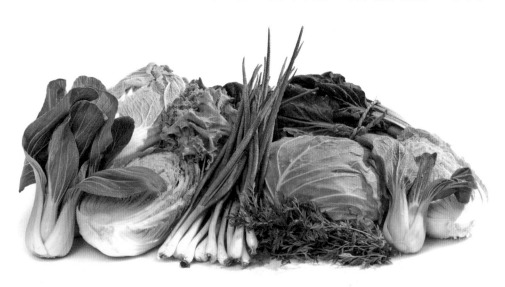

等值肉蛋类食物交换表

食物	每交换份质量（克）	食物	每交换份质量（克）
水浸海参	350	鹌鹑蛋（6个，带壳）	60
鸡蛋清	150	瘦畜肉	50
兔肉	100	排骨	50
蟹肉、水浸鱿鱼	100	鸭肉	50
带鱼	80	鹅肉	50
草鱼、鲤鱼、甲鱼、比目鱼	80	叉烧肉（无糖）、午餐肉	35
大黄鱼、鳝鱼、鲢鱼、鲫鱼	80	酱牛肉、酱鸭、大肉肠	35
对虾、青虾、鲜贝	80	肥瘦猪肉	25
鸡蛋（1大个，带壳）	60	熟火腿、香肠	20
鸭蛋、松花蛋（1大个，带壳）	60	鸡蛋粉	15

注：每交换份的肉蛋类食物提供蛋白质9克、脂肪6克，提供热量90千卡。

等值大豆类食物交换表

食物	每交换份质量（克）	食物	每交换份质量（克）
豆浆（黄豆质量1份，加水质量8份，磨浆）	400	大豆（黄豆）	25
南豆腐（嫩豆腐）	150	大豆粉	25
北豆腐	100	腐竹	20
豆腐丝、豆腐干	50		

注：每交换份大豆类食物提供蛋白质9克、脂肪4克、碳水化合物4克，热量90千卡。

等值奶制品类食物交换表

食物	每交换份质量（克）	食物	每交换份质量（克）
牛奶	160	脱脂奶粉	25
羊奶	160	奶酪	25
无糖酸奶	130	奶粉	20

注：每交换份奶类食物提供蛋白质 5 克、脂肪 5 克、碳水化合物 6 克，热量 90 千卡。

等值水果类食物交换表

食物	每交换份质量（克）	食物	每交换份质量（克）
西瓜	500	猕猴桃（带皮）	200
草莓	300	李子、杏（带皮）	200
梨、桃、苹果（带皮）	200	葡萄（带皮）	200
橘子、橙子、柚子（带皮）	200	柿子、香蕉、鲜荔枝（带皮）	150

注：每交换份水果类食物提供蛋白质 1 克、碳水化合物 21 克，提供热量 90 千卡。

等值油脂类食物交换表

食物	每交换份质量（克）	食物	每交换份质量（克）
西瓜子（带壳）	40	豆油	10
葵花子（带壳）	25	红花油（1 汤匙）	10
核桃、杏仁	25	猪油	10
花生米	25	牛油	10
花生油、香油（1 汤匙）	10	羊油	10
玉米油、菜籽油（1 汤匙）	10	黄油	10

注：每交换份油脂类食物提供脂肪 10 克，提供热量 90 千卡。

制订食谱

决定好食物种类并计算出每天的食物量后，再结合"一份食物交换份（90千卡）"（见第 23 页），就可以拿这些食物制订食谱了。下面就是应用食物交换份所制订的食谱。

食谱举例

	食谱一	食谱二
早餐	牛奶 1 袋（250 克） 荷包蛋 1 个（带壳鸡蛋 60 克） 咸味全麦面包 70 克 拌黄瓜丝 1 小碟（黄瓜 100 克） 盐 1 克，烹调油 3 克	热豆浆 1 杯（200 克） 煮鹌鹑蛋 6 个（带壳 150 克） 馒头片 50 克 凉拌绿豆芽（绿豆芽 100 克） 盐 1 克，烹调油 3 克
午餐	熟米饭 100 克 豆腐干炒芹菜（芹菜 100 克，豆腐干 50 克，香肠 20 克） 拌海带丝（水发海带 150 克） 盐 2 克，植物油 9 克	花卷 100 克 鸡丁炒白萝卜（白萝卜 100 克，鸡胸肉 50 克） 豆腐炖小白菜（小白菜 200 克，北豆腐 100 克） 盐 2 克，植物油 9 克
晚餐	小米面发糕（小米面 25 克，面粉 25 克） 大米粥 1 碗（大米 25 克） 清炖鲤鱼（鲤鱼 100 克） 蒜香油菜（油菜 150 克） 盐 2 克，植物油 8 克	绿豆饭（大米 45 克，绿豆 30 克） 香菇冬瓜汤（冬瓜 150 克，香菇 25 克） 豆腐烧虾（豆腐 100 克，对虾 28 克，番茄 50 克） 盐 2 克，植物油 8 克
睡前半小时加餐	麦片粥（燕麦片 25 克）	烧饼 35 克

手掌法则：
快速量出每日食物量

　　糖尿病患者的饮食需要"斤斤计较"：计算每日需摄入的总热量，算出营养素的需求量，再由此决定每日主副食的选择。

　　如何才能得到较为精确的数字呢？通常采用比较实用的食物交换份法。可实际上，对于不少老年朋友来说，食物交换份法掌握起来很麻烦。那么，有没有一种更方便直观的方法帮助大家大概确定几类基本营养素的每日摄入量呢？下面就为大家介绍一个"手掌法则"。利用自己的手，就可以基本确定每日所需食物的量。这种方法虽然不是特别精确，但非常方便实用。

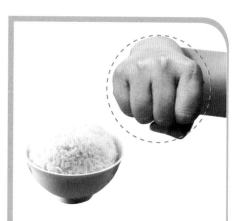

拳头量：碳水化合物、水果

选用相当于自己2个拳头大小的淀粉类食物，如馒头、花卷、米饭等，就可以满足机体一天对碳水化合物的需求量了。水果一天的需求量则相当于1个拳头大小。

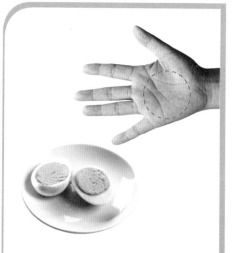

掌心量：蛋白质

50克的蛋白质相当于掌心大小、约为小指厚的1块。每天吃50~100克的蛋白质即可满足一天的需求。

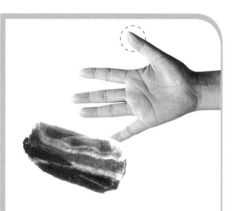

拇指尖量：脂肪量

要限制脂肪（黄油）的摄入，每天仅取拇指尖端（末节）大小的量就足够了。

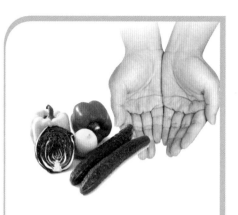

两手捧量：蔬菜

两只手能够捧住的菜量（1把）相当于500克的量，每天进食500~1000克蔬菜可满足需要。当然，这些蔬菜都应该是低碳水化合物蔬菜，如绿豆芽、黄瓜等。

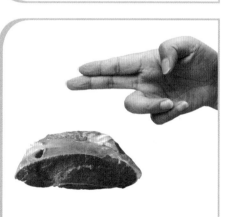

两指并拢量：瘦肉量

切一块与食指厚度相同、与两指（食指和中指并拢）的长度和宽度相同的瘦肉，相当于50克的量，即可满足一天需要。

以小白酒杯15毫升、红酒杯250毫升；啤酒杯500毫升为计量标准

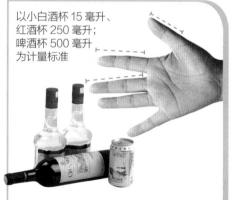

食指拇指量：酒

糖尿病患者最好不饮酒，如果实在要喝的话，建议白酒的量以拇指高度为准，红酒的量以食指高度为准，啤酒的量则以中指高度为准。

三餐合理搭配，
不饿不晕、营养全

早餐：全面均衡更控糖

　　一顿早餐若能囊括一份全谷类主食、一份蔬菜、一份水果、1 个鸡蛋，就是"营养充足的优质早餐"。而且，一餐混合的食物种类越多，对血糖的影响就越小。

早餐的主食

早餐的主食可以选择全麦馒头（花卷）、全麦面包代替精加工面粉类食物，选择全麦片或煮玉米（煮白薯）等代替甜麦片、油条等。早餐的主食也可以是饭团或面条。需提醒的是，糖尿病患者的早餐中一定要有主食，不吃主食，更容易发生低血糖。

选择一两种蔬菜

营养早餐应该包含一些含粗纤维的蔬菜，和主食搭配着吃。因为一天中早餐后血糖最难控制，吃主食之前先垫几口蔬菜，然后吃主食，这样主食都被其他食物所阻隔，吃进去的速度慢，在胃里的浓度下降，排空速度减慢，就不可能在短时间内吸收大量的葡萄糖到血液当中，造成血糖升高。

选择一种水果

营养早餐还应包括一些口味呈酸性和含粗纤维的水果，但不宜空腹食用。较适合的水果，包括青苹果、梨、橙子、柚子、草莓、蓝莓、樱桃等，可作为上午的加餐食用。

1 个鸡蛋很顶饿

研究发现，早餐摄取蛋类蛋白质的人，比早餐只吃小麦蛋白质的人更不容易饿。原来，鸡蛋可延缓胃的排空速度，延长餐后的饱腹感，同时，鸡蛋中的优质蛋白质和脂肪能提供持续平稳的热量，不仅让肚子饱的时间更长，还使人整个上午精力充沛。

低脂牛奶

建议糖尿病患者饮用低脂牛奶（但若是血脂高、肾功能不良的糖尿病患者，最好喝脱脂牛奶）。因为全脂牛奶的脂肪含量最高（含有约3%的脂肪），热量也高；脱脂牛奶仅含有约0.5%的脂肪（脱脂处理时，脂溶性的维生素A、维生素D、维生素E、维生素K等也会随之流失），且口感不好，也不顶饿。而低脂牛奶的热量不高，口感也好。综上所述，糖尿病患者更适合饮用低脂牛奶。

原味豆浆

牛奶和豆浆的营养各有优势，牛奶含有豆浆中没有的维生素A和维生素D，钙含量也高于豆浆，而豆浆含有牛奶中没有的大豆异黄酮、大豆低聚糖和膳食纤维等保健成分。需注意的是，糖尿病患者在饮用豆浆时不宜加白糖，而适宜饮用原味豆浆。其实，原味豆浆味道也不错，经加热后去除了豆腥味，同时还有一点天然甜味。

另外，长期喝豆浆的人不要忘记补充微量元素——锌。喝豆浆的人若能每天吃一个鸡蛋，就能避免上述营养素的缺失。

10：00 左右水果加餐

上午加餐应多选呈酸性和富含粗纤维的水果。因为水果酸度越高，对血糖的影响越小；粗纤维对控制血糖有帮助。较适合的水果，包括青苹果、梨、橙子、柚子、草莓、蓝莓、樱桃等。现提供以下几个方案。

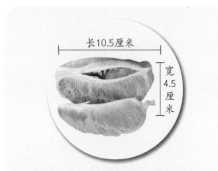

方案一

选用2瓣柚子（300克，可食部分约200克）作加餐，但上一餐要减少25克主食。

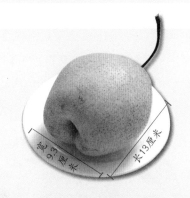

方案二

选用1个中等大小的梨（250克，可食部分约200克）作加餐，同样的上一餐要减少25克主食。

午餐：品种多，种类杂，血糖不飙升

全谷杂粮占一半

全谷物是指脱壳之后没有精制的粮食种子，因为完全保留了谷粒麸皮、胚芽和胚乳，能为人体提供更多的蛋白质、膳食纤维和其他必要的维生素以及矿物质（在同等重量、同样能量的情况下，全谷可提供相当于白米3倍以上的维生素B_1、维生素B_2和钾、镁等矿物质）。大部分粗粮都属于全谷，比如小米、大黄米、高粱米、各种糙米（包括普通糙米、黑米、紫米、红米等）；比如小麦粒、大麦粒、黑麦粒、荞麦粒，也包括已经磨成粉或压扁压碎的燕麦片、全麦粉等。只要不把种子外层的粗糙部分和谷胚部分去掉，保持种子原有的营养价值，都叫作全谷。

不过，有些粗粮并不属于全谷，比如玉米碎，它是粗粮。还有些食品不属于谷物，但也可以当粮食吃，且没有经过精磨，称为"杂粮"，如绿豆、红小豆、芸豆、干豌豆等。

全谷杂粮可以和白米一起煮饭或煮粥吃，如中餐可用糙米、绿豆、红小豆和白米各占一半煮饭。同时为了均衡营养，应搭配蛋白质、矿物质丰富的食品以帮助吸收。另外，全谷杂粮中的纤维素需要有充足的水分做后盾，才能保障肠道的正常工作，因此吃完粗粮要多喝水。

适量吃鱼肉、禽肉和瘦肉

主食上做到粗细搭配了，副食上应做到荤素搭配，这样营养更均衡。在吃荤方面，建议糖尿病患者常吃鱼肉、禽肉和瘦肉（猪瘦肉、牛瘦肉皆可），可多换换花样吃，比如今天中餐两个鸡腿，明天中餐吃一份烤牛排，后天中餐吃一份清蒸鱼。

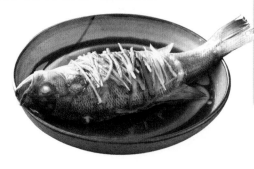

专家指导

豆制品是肉类的最佳替代品

如果中餐没有肉，或者正处于特殊时期暂时不能吃肉（如处于痛风急性发作期的糖尿病患者），可用豆类食品来代替，以提供优质蛋白质。

建议每人每天摄入30~50克大豆或相当量的豆制品。注意，如果早上喝豆浆，其他豆制品食用量还要略减。

多吃深绿色带叶蔬菜，有助控糖

蔬菜是糖尿病患者中餐的重要组成部分，尤其是绿叶蔬菜吃得多，不仅有助于控糖，还能帮助降低多种癌症和心脑血管疾病的发生危险。国外研究发现，那些多吃深绿色叶类蔬菜的人，糖尿病发生的危险有明显下降。这种好处是吃水果难以替代的。

常见的深绿色蔬菜，如油菜、菠菜、荠菜、西蓝花、圆白菜、空心菜等含有丰富的 B 族维生素、维生素 C 和多种矿物质，营养价值较高。

搭配菌菇类，帮助降脂降压

食用菌含有一类具有特殊健康价值的成分——菌类多糖。菌类多糖被证明具有提高免疫力、调节血脂、抗癌、抗血栓等作用，且食用菌所含的维生素 D 与防治 2 型糖尿病有关。香菇、鸡腿菇、平菇、黑木耳、竹荪、草菇等都非常适合糖尿病患者食用。

15:00 左右，低糖蔬菜加餐

糖尿病患者可用黄瓜和番茄代替水果来加餐。因为它们不但含糖量低，而且富含维生素 A、维生素 C 以及大量的矿物质、细纤维等，既充饥解渴、补充营养，又不增加热量。现提供以下几个方案。

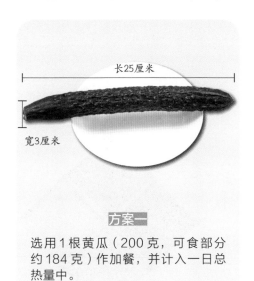

方案一

选用1根黄瓜（200克，可食部分约184克）作加餐，并计入一日总热量中。

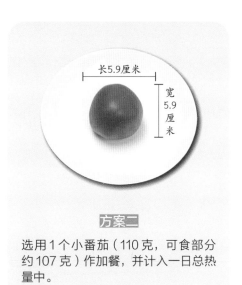

方案二

选用1个小番茄（110克，可食部分约107克）作加餐，并计入一日总热量中。

晚餐：偏素、少吃更健康

晚餐偏素防并发症

糖尿病患者的晚餐一定要偏素，以粗粮、蔬菜为主，以补充碳水化合物，而脂肪类吃得越少越好，甜点、油炸食物尽量不要吃。如果晚餐吃得油腻，摄入的热量高，热量消耗不掉就会储存在体内，使人难以入眠，也不利于健康。

晚餐要吃得好、吃得健康

晚餐要吃得好、吃得健康也不是什么难事。首先，晚餐不宜过饱，以自我感觉不饿为度，具体吃多少依每个人的身体状况而定。晚餐的时间最好安排在下午 6 点左右，尽量不要超过晚上 8 点。此外，上班族糖尿病患者午餐大多在外吃盒饭，晚餐更要吃好。这里，给工作强度大的脑力劳动者推荐一个晚餐营养食谱：100 克清蒸鲫鱼或素烧豆腐、200 克凉拌菠菜、一个玉米面窝头、一小碗紫菜汤（不要加虾皮）。

主食混入少量粗粮，改善糖耐量

晚餐应选择富含纤维素和碳水化合物的食物，所以混入少量粗杂粮，能改善糖耐量，降低胆固醇，促进肠蠕动，防止便秘，对糖尿病患者很有好处。而且粗粮带来的饱腹感，有助于预防糖尿病患者夜间出现低血糖。

糖尿病患者晚餐适宜吃莜麦面、荞麦面、燕麦面、玉米面、小米、燕麦及杂豆等粗粮，这些粗粮都含有较多的微量元素、维生素和膳食纤维，对改善葡萄糖耐量、降低血脂都有良好的作用。最好选不胀气、促睡眠的粗粮（比如黄豆晚上吃容易胀气，不利于睡眠），如小米、燕麦等。

根据体质来选粗粮

身体状况	适合主食
胃肠不好	小米、大黄米和糙米
血脂高或身体肥胖	燕麦、玉米
贫血	小米、黄豆
体质偏热	荞麦、绿豆
容易水肿	红小豆、薏米

蔬菜选富含低纤维的更助眠

相对于早餐选食高纤维的蔬菜来说，晚餐应选食低纤维蔬菜，这样有助于消化，减轻胃的负担。中医认为，胃和则寝安。晚上胃不闹腾，人就会睡得更香。

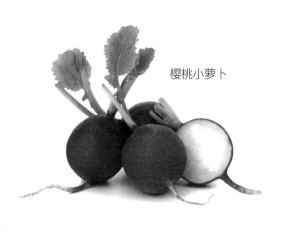

樱桃小萝卜

晚餐中应含有两种以上的蔬菜，既增加维生素，又可以提供纤维素。可以一些含细纤维的蔬菜为主，如萝卜、冬瓜、嫩菜心、茄子、黄瓜、去皮的番茄等。

21：00 左右，豆腐干 / 鸡蛋加餐

糖尿病患者不仅要留心高血糖，还要特别注意夜间血糖过低。英国雪菲尔大学和美国华盛顿大学圣路易分校的研究人员最近公布了一项研究结果，如果 2 型糖尿病患者晚上血糖过低，会导致心跳异常，且多数患者并未觉察到异常的出现，严重时可能会致命。为了预防夜间低血糖的发生，糖尿病患者在晚上 9 点左右，可适当加餐。

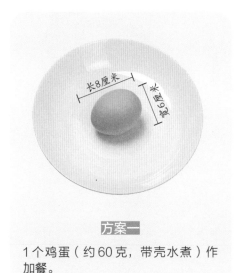

长8厘米　宽6厘米

方案一

1 个鸡蛋（约 60 克，带壳水煮）作加餐。

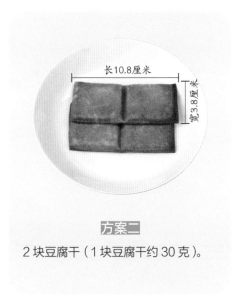

长10.8厘米　宽3.8厘米

方案二

2 块豆腐干（1 块豆腐干约 30 克）。

全天不同热量食谱推荐

1300~1400千卡全天带量食谱

建议每日食物内容及数量（食物生重）	
谷薯类200克（8份）	蔬菜类500克（1份）
乳类250克（1.5份）	蛋类60克（1份）
水果类200克（1份）	肉类50克（1份）
烹调油10克（1份）	大豆25克（0.5份）

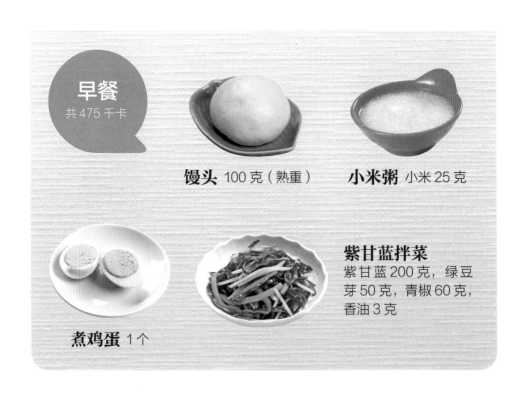

早餐
共475千卡

馒头 100克（熟重）　　小米粥 小米25克

煮鸡蛋 1个

紫甘蓝拌菜
紫甘蓝200克，绿豆芽50克，青椒60克，香油3克

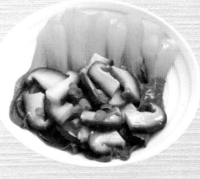

午餐
共 520 千卡

米饭
200 克（熟重）

草鱼炖豆腐
草鱼块 150 克，豆腐 100 克，
冬笋片和雪菜共 10 克，大蒜少许，植物油 2 克

香菇油菜
香菇 50 克，油菜 150 克，植物油 2 克

加餐
小番茄
100 克

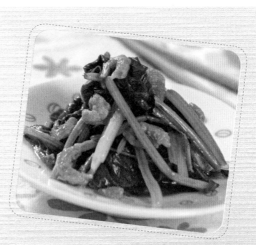

晚餐
共 292 千卡

美味面片
面片 100 克，虾 30 克，
甜面酱 1 小匙，花椒粉少许，
植物油 2 克

拌菠菜
嫩菠菜 200 克，水发海米 20 克，香油 2 克

加餐
苹果
100 克

1500~1600千卡全天带量食谱

建议每日食物内容及数量（食物生重）	
谷薯类 225 克（9 份）	蔬菜类 500 克（1.5 份）
乳类 250 克（1.5 份）	蛋类 60 克（1 份）
水果类 200 克（1 份）	肉类 75 克（1.5 份）
烹调油 15 克（1.5 份）	大豆 25 克（0.5 份）

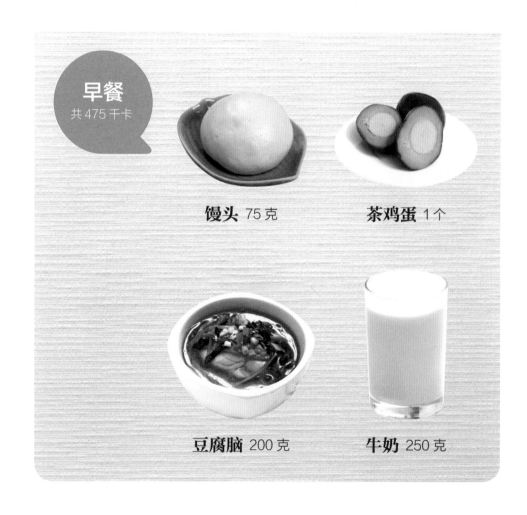

早餐
共 475 千卡

馒头 75 克

茶鸡蛋 1 个

豆腐脑 200 克

牛奶 250 克

午餐
共 545 千卡

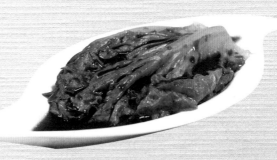

馄饨
面粉 50 克，肉末 25 克

玉米面窝头
35 克

炒生菜
生菜 200 克，蚝油 3 克

炒三丁
莴笋 100 克，豆腐干 50 克，胡萝卜 20 克，植物油 4 克

加餐
黄瓜
100 克

晚餐
共 495 千卡

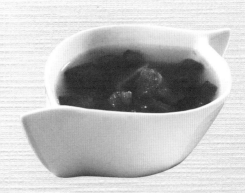

米饭
130 克

芹菜烧胡萝卜
芹菜 200 克，胡萝卜 100 克，火腿 40 克，植物油 3 克

番茄汤
番茄 100 克，香油 2 克

炒鲜蘑
鲜蘑菇 100 克，植物油 3 克

加餐
梨
100 克

1600~1700千卡全天带量食谱

建议每日食物内容及数量（食物生重）	
谷薯类 250 克（10 份）	蔬菜类 500 克（1 份）
乳类 250 克（1.5 份）	蛋类 60 克（1 份）
水果类 200 克（1 份）	肉类 75 克（1.5 份）
烹调油 20 克（2 份）	大豆 50 克（1 份）

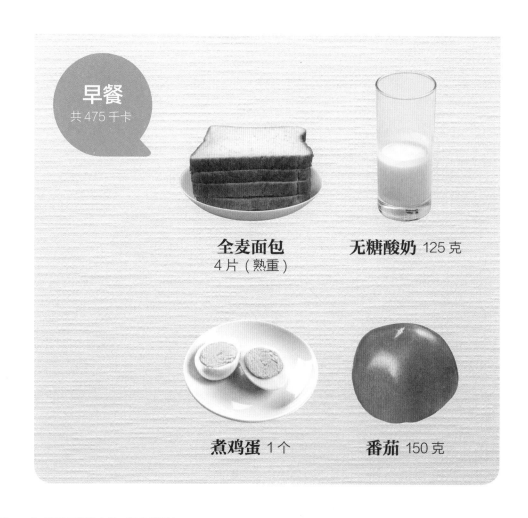

早餐
共 475 千卡

全麦面包
4 片（熟重）

无糖酸奶 125 克

煮鸡蛋 1 个

番茄 150 克

午餐
共 835 千卡

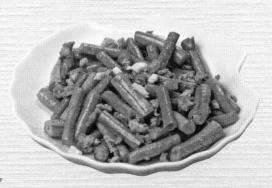

米饭
大米 100 克

木耳炒白菜
黑木耳 10 克，白菜 150 克，
瘦肉 25 克，植物油 4 克

肉末豇豆
瘦肉末 50 克，豇豆 150 克，植物油 4 克

加餐
豆腐干
50 克

晚餐
共 499 千卡

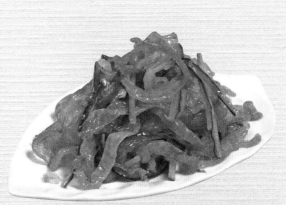

玉米面发糕
玉米面 25 克，面粉 50 克

香菇油菜
鲜香菇 50 克，油菜 100 克，
河虾 5 只，植物油 4 克

黄瓜拌海蜇
黄瓜 150 克，海蜇皮 100 克，香油 4 克

加餐
草莓
100 克

1800~1900 千卡全天带量食谱

建议每日食物内容及数量（食物生重）	
谷薯类 275 克（11 份）	蔬菜类 750 克（1.5 份）
乳类 250 克（1.5 份）	蛋类 60 克（1 份）
水果类 200 克（1 份）	肉类 100 克（2 份）
烹调油 20 克（2 份）	大豆 50 克（1 份）

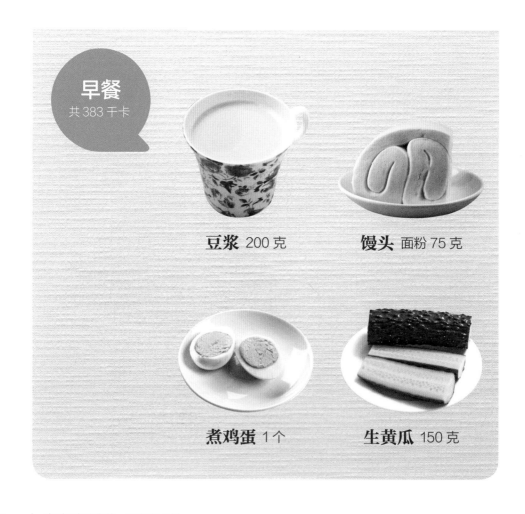

早餐
共 383 千卡

豆浆 200 克 **馒头** 面粉 75 克

煮鸡蛋 1 个 **生黄瓜** 150 克

午餐

共 763 千卡

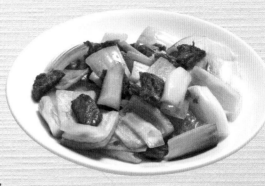

发糕
面粉 75 克，玉米面 25 克

炝腐竹青椒
干腐竹 30 克，青椒 150 克，
香油 5 克

肉炒洋葱
牛瘦肉 50 克，洋葱 150 克，植物油 5 克

加餐
猕猴桃
100 克

晚餐

共 700 千卡

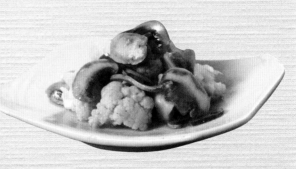

荞麦饭
大米 75 克，荞麦 25 克

兔肉炒圆白菜
兔肉 50 克，圆白菜 150 克，植物油 5 克

口蘑烧菜花
口蘑 50 克，菜花 150 克，植物油 5 克

加餐
西瓜
100 克

2100～2200千卡全天带量食谱

建议每日食物内容及数量（食物生重）	
谷薯类 350 克（14 份）	蔬菜类 750 克（1.5 份）
乳类 250 克（1.5 份）	蛋类 60 克（1 份）
水果类 200 克（1 份）	肉类 100 克（2 份）
烹调油 20 克（2 份）	大豆 25 克（1 份）

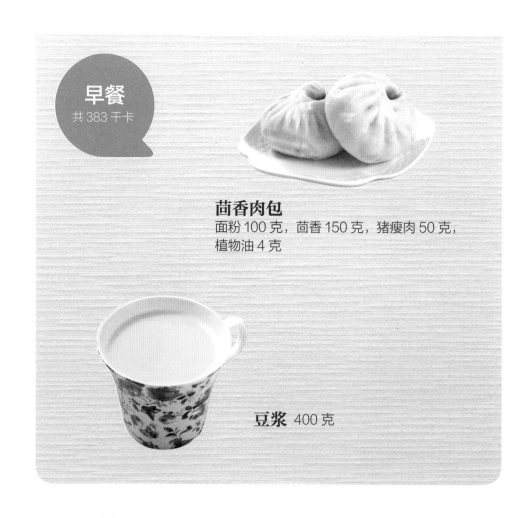

早餐
共 383 千卡

茴香肉包
面粉 100 克，茴香 150 克，猪瘦肉 50 克，
植物油 4 克

豆浆 400 克

午餐
共 862 千卡

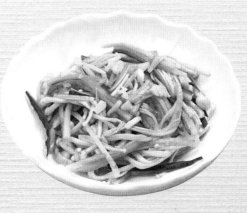

二米饭
小米 25 克，大米 100 克

圆白菜排骨汤
圆白菜 150 克，排骨 150 克，
植物油 4 克

黄瓜拌金针菇
黄瓜 100 克，金针菇 25 克，香油 3 克

加餐
桃
100 克

晚餐
共 763 千卡

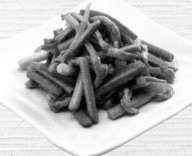

馒头
面粉 125 克

番茄鸡蛋汤
番茄 150 克，鸡蛋 1 个，香油 4 克

蒜薹炒肉
蒜薹 150 克，猪瘦肉 25 克，植物油 4 克

加餐
苹果
100 克

正确的进餐顺序
让血糖值更平稳

合理选择进食顺序，能帮助糖尿病患者在不自觉间达到控制进食量的目的，这样有利于饮食结构的调整，对控制血糖大有裨益。

按续进餐

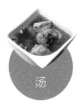
汤

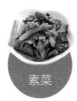
素菜

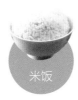
米饭

肉菜

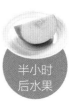
半小时后水果

1 餐前先喝汤，尤其推荐热汤，既有暖胃的作用，又能够缓解饥饿感，避免狼吞虎咽。汤应以清淡为主。

2 喝完汤后先吃富含膳食纤维的蔬菜，不但能增加饱腹感，还能不自觉地减少主食的摄入量。

3 主食应粗细搭配，多吃一些如小米、窝头等富含膳食纤维的粗粮，这些粗粮在胃里消化的时间长，血糖上升较慢，可以有效减缓糖尿病患者餐后血糖升高的速度。

4 肉类应放在主食后食用。进食一定量的主食后，摄入的肉类自然会相应减少，从而减少油脂摄入。另外，最好使用较为清淡的烹调方法，避免油炸。

5 餐后半小时吃水果。水果的主要成分是果糖，无须消化，而是直接进入小肠被吸收。主食及肉食等含淀粉和蛋白质成分的食物，则需要在胃里停留一两个小时，甚至更长。如果餐后马上吃水果，消化慢的淀粉、蛋白质就会阻碍消化快的水果的消化程度，致使水果不能够正常消化，时间长了，就会引起腹胀、腹泻、便秘等不适症状。

第四章

三餐食物这样吃，
血糖平稳还解馋

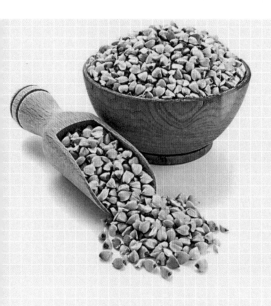

荞麦

促进胰岛素分泌

升糖指数 54　低 ★ ☆ ☆

热　　量 319 千卡

推荐用量 40 克 / 日

降糖关键营养成分 黄酮类物质

对糖尿病和并发症的功效

调节胰岛素活性，降低血糖。荞麦中的黄酮类物质能促进胰岛素分泌，而且苦荞麦中含有荞麦糖醇，能调节胰岛素活性，具有降糖作用。

完美搭档

| 荞麦 + 牛奶 | 荞麦中缺少精氨酸、酪氨酸，而牛奶富含优质蛋白质，两者搭配食用，营养更均衡，有利于糖尿病患者病情的稳定和免疫力的维持。 |
| 荞麦 + 薏米 | 两者搭配可以抑制餐后血糖升高。 |

 养生营养　荞麦蛋白中含有丰富的赖氨酸，铁、锰、锌等微量元素也比一般谷物丰富，而且含有膳食纤维、维生素 E、烟酸和芦丁。荞麦能抑制体内脂肪的蓄积，起到减肥瘦身的作用；荞麦所含的黄酮类物质有抗菌、消炎的功效。

荞麦菜卷

材料 荞麦面100克，鸡蛋1个（约60克），土豆丝50克，青、红柿子椒丝各25克。

调料 葱花、盐各适量，植物油5克。

做法

1 鸡蛋磕入碗内，打散；荞麦面加水、鸡蛋液和盐拌匀，做成面糊；平底锅置小火上，用刷子在锅底刷一层薄薄的植物油，待油烧至五成热，舀入一勺面糊，摊平，烙至两面微黄。

2 炒锅加植物油烧热，炒香葱花，倒入土豆丝炒至八成熟，加青、红柿子椒丝炒熟，用盐调味，盛出，卷在煎熟的荞麦饼中食用即可。

专家指导

荞麦菜卷巧用油可控血糖

做荞麦菜卷的过程中，可以用刷子在锅底刷一层薄薄的油，这样可以避免倒油的时候多倒，从而减少了油脂的摄入。所以荞麦菜卷无论从功效上还是做法上，都适合糖尿病患者食用。

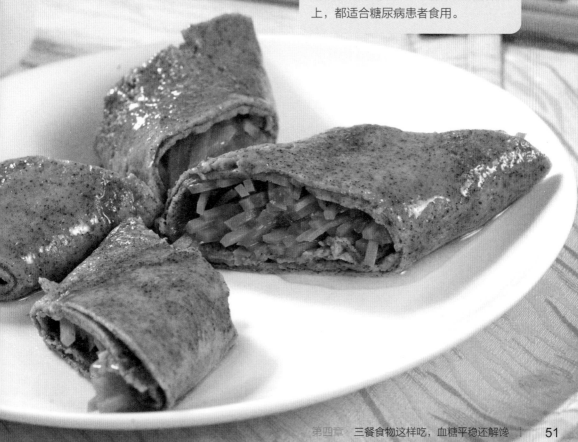

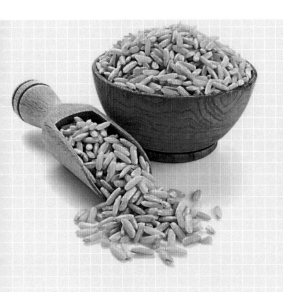

燕麦
保持餐后血糖稳定

升糖指数	55 中★★☆
热　　量	367 千卡
推荐用量	50 克 / 日
降糖关键营养成分	

β - 葡聚糖、水溶性膳食纤维

对糖尿病和并发症的功效

1 保持餐后血糖稳定。燕麦中含有 β - 葡聚糖、水溶性膳食纤维，能加快碳水化合物在吸收利用过程中的转运速度和效率，保持餐后血糖稳定，同时对糖尿病并发的肝肾组织病变有良好的修复作用。

2 防治动脉粥样硬化。燕麦中含有的膳食纤维能预防胆固醇在血管中的沉积，达到降低血脂的目的，对动脉粥样硬化有较好的防治作用。另外，还能增加饱腹感，有润肠通便的作用。

完美搭档

| 燕麦 + 牛奶 | 补充优质蛋白质及钙，有助于降血脂、降血糖，还可以通便。 |
| 燕麦 + 大米 | 降血糖、降血压、减肥，是糖尿病、高血压、高脂血症患者的膳食佳品。 |

 养生营养 燕麦含有蛋白质、亚油酸、磷、铁、钙、维生素 E、B 族维生素、可溶性膳食纤维等营养成分。燕麦富含膳食纤维，有润肠通便的作用；燕麦含有的亚油酸可维持大脑功能。

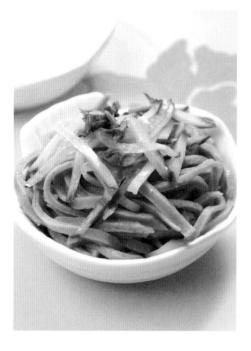

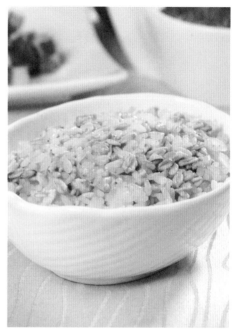

凉拌燕麦面

材料 燕麦面、黄瓜各 100 克。

调料 盐、蒜末各适量，香油 4 克。

做法

1 燕麦面加适量水和成光滑的面团，醒 20 分钟后擀成一大张薄面片，将面片切成细丝后蘸干燕麦面抓匀、抖开，即成燕麦手擀面。

2 将燕麦手擀面煮熟，捞出凉凉；黄瓜洗净，切成丝。

3 将黄瓜丝撒在煮好的燕麦手擀面上，加入盐、蒜末、香油调味即可。

燕麦米饭

材料 大米 50 克，燕麦米 50 克。

做法

1 将燕麦米淘洗干净，浸泡一夜；大米淘洗干净。

2 将燕麦米和大米放入电饭锅中，加入适量清水，按下"煮饭"键，待米饭熟后再闷 10 分钟即可。

> **烹饪智慧**
>
> 燕麦米较粗糙，煮饭时与大米是好搭档，很适合糖尿病患者食用。实验证明，做米饭时，加 20% 的燕麦米，饭后 5 分钟的血糖上升值只有吃纯大米饭时的一半，而且加燕麦米后，米饭更有嚼头、更甜。

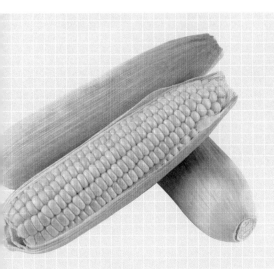

玉米

强化胰岛功能

升糖指数	55　中★★☆
热　　量	112 千卡
推荐用量	50~100 克 / 日
降糖关键营养成分	

膳食纤维、镁、谷胱甘肽

对糖尿病和并发症的功效

1 改善葡萄糖耐量，稳定血糖水平。玉米富含膳食纤维，具有调血糖、调血脂及改善葡萄糖耐量的功效；所含的镁，能强化胰岛功能；谷胱甘肽则能清除破坏胰岛素的自由基，延缓糖类吸收，稳定糖尿病患者的血糖水平。

2 调节血脂。玉米富含单不饱和脂肪酸，常食有调节血脂的作用。

完美搭档

| 玉米 + 豆类 | 玉米蛋白质中缺乏色氨酸，单一食用玉米易发生糙皮病，所以宜与富含色氨酸的豆类搭配食用。 |
| 玉米 + 松仁 | 松仁富含亚油酸、亚麻酸等不饱和脂肪酸，可以降低血液黏稠度。玉米富含膳食纤维，可促进肠道蠕动，促进胆固醇的排出。两者搭配可调节血糖、预防心脏病。 |

 养生营养 玉米含有钙、谷胱甘肽、镁、硒、维生素 E 和脂肪酸等营养素，具有较高的营养保健价值。玉米含有的玉米黄质可以对抗眼睛老化；玉米还富含谷氨酸，能促进脑细胞代谢，有一定的健脑作用。

小窝窝头

材料 玉米面（黄）75克，黄豆面50克，泡打粉少许。

做法

1 将所有材料混匀，加入温水，边加边搅动，直至和成软硬适中的面团。

2 取一小块面团，揉成小团，套在食指指尖上，用另一只手配合着将面团顺着手指推开，轻轻取下来，放入蒸锅里；大火烧开后继续蒸10分钟即可。

专家指导

蒸玉米面减少用油量

玉米含活性多糖，能抑制肝糖原的上升，玉米面通过蒸的方法做成窝头，减少了用油量，糖尿病患者常食有助于降糖。

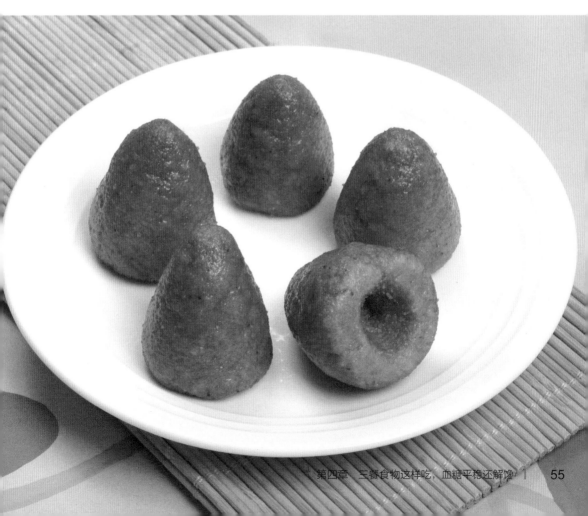

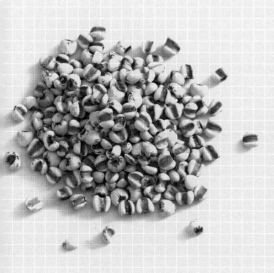

薏米

抑制氧自由基对胰岛 β 细胞的损伤

升糖指数	45　低 ★ ☆ ☆
热　　量	361 千卡
推荐用量	50 克 / 日

降糖关键营养成分

薏苡仁多糖、膳食纤维

对糖尿病和并发症的功效

1 降低血糖。现代药理研究表明，薏苡仁多糖有一定的降糖作用，可抑制氧自由基对胰岛 β 细胞的损伤及肾上腺素引起的糖异生。

2 清热利尿，改善水肿。薏米有清热利尿的作用，可以改善糖尿病肾病尿少、水肿等症状。

完美搭档

薏米 + 红小豆　两者搭配食用可利尿、降低血糖，还对糖尿病并发肥胖症、高脂血症有一定的防治作用。

薏米 + 山药　两者同食可抑制餐后血糖急剧上升，同时也可避免胰岛素分泌过剩，使血糖得到较好调节。

养生营养　薏米的营养价值很高，含有蛋白质、膳食纤维、钙、磷、铁、维生素 B_1、维生素 B_2、烟酸、谷固醇等营养成分。薏米中的薏米酯、亚油酸能抑制肿瘤的生长，还能减轻肿瘤患者放化疗的毒副作用。

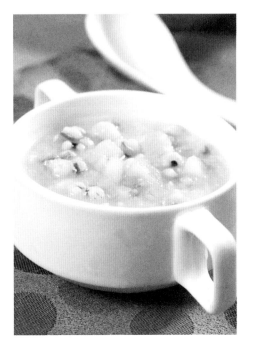
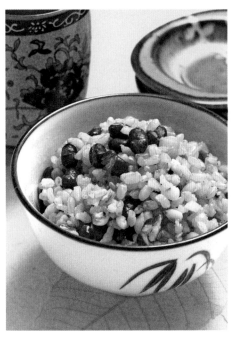

薏米山药粥

材料 薏米、大米各 20 克，山药 30 克。

做法

1 将薏米和大米分别淘洗干净，薏米浸
泡 4 小时，大米浸泡 30 分钟；山药
洗净，去皮，切成丁。

2 锅置火上，倒入适量清水，放入薏米
煮软，再加入山药丁、大米，大火煮
至山药熟、米粒熟烂即可。

> 烹饪
> 智慧
>
> 将薏米、大米提前泡软，放入
> 水中，先煮薏米，再煮大米，
> 大火煮熟即可，不要小火熬
> 煮，以降低糊化程度。

薏米红豆糙米饭

材料 薏米、糙米各 20 克，红小豆
25 克。

做法

1 薏米、糙米、红小豆分别淘洗干净，
用清水浸泡 4~6 小时。

2 把薏米、红小豆和糙米一起倒入电
饭锅中，倒入没过米面 2 个指腹的清
水，盖上锅盖，按下蒸饭键，蒸至电
饭锅提示米饭蒸好即可。

> 烹饪
> 智慧
>
> 电饭锅提示米饭蒸好即可出
> 锅，不要长时间蒸，以免加重
> 糊化程度，提高生糖指数。

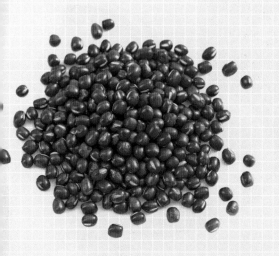

红小豆

延缓餐后葡萄糖的吸收

升糖指数 26　低★☆☆

热　　量 309 千卡

推荐用量 30 克 / 日

降糖关键营养成分
可溶性膳食纤维、钙

对糖尿病和并发症的功效

1 延缓葡萄糖的吸收，稳定血糖。红小豆中的可溶性膳食纤维可延缓餐后葡萄糖的吸收，维持餐后血糖水平。

2 控制血压。红小豆含钙较丰富，有助于控制血压和血糖，能够预防糖尿病并发高血压和血脂异常。

完美搭档

| 红小豆 + 冬瓜 | 两者搭配食用利水消肿的作用更好，尤其是对糖尿病引起的水肿效果更佳。 |
| 红小豆 + 薏米 | 红小豆和薏米都具有利水消肿的功效，两者搭配，利水消肿的效果会更明显，用于调理肾炎水肿的效果不错。 |

养生营养　红小豆富含钙、钾、铁等矿物质及 B 族维生素、膳食纤维。红小豆含有较多的皂角苷，有很好的利尿作用；含丰富的膳食纤维，能润肠通便；红小豆还富含叶酸，产妇、乳母多吃有催乳的功效。

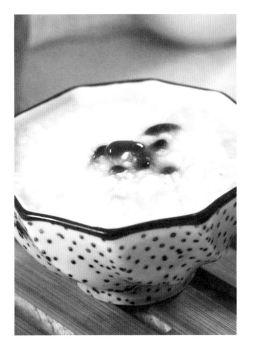

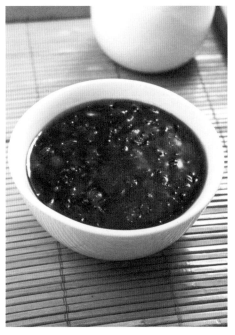

红豆薏米粥

材料 红小豆、薏米、大米各 15 克。

做法

1 将红小豆、大米、薏米分别淘洗干净；红小豆用水浸泡 3 小时；薏米和大米用水浸泡 1 小时。

2 锅置火上，放入红小豆，加入适量清水，大火煮开后改小火。

3 煮约 40 分钟后，放入薏米煮 30 分钟，再将大米放入锅中，大火煮沸后，改小火煮 20 分钟即可。

黑米红豆粥

材料 红小豆、黑米各 25 克。

做法

1 将红小豆和黑米洗净，用清水浸泡 4 小时以上。

2 将黑米、红小豆和适量冷水放入锅里，大火煮沸，转小火煮至熟透即可。

 烹饪智慧 糖尿病患者喝粥不要喝过于软烂的，建议熬煮时间不要过长，以免过于黏稠。

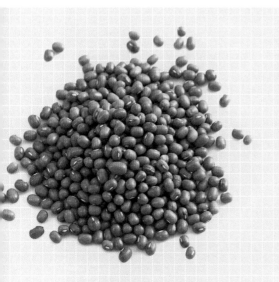

绿豆

降压，解毒，调节血糖

(升糖指数) 27 低★☆☆

(热　　量) 329 千卡

(推荐用量) 40 克/日

(降糖关键营养成分) 低聚糖

对糖尿病和并发症的功效

1 控糖，利尿。绿豆含有丰富的膳食纤维，且热量相对其他五谷杂粮并不算高，对空腹血糖、餐后血糖的降低都有一定的作用，不易引起肥胖，还有利尿作用，很适合糖尿病患者食用。

2 保肝护肝，降血压。绿豆有保肝护肝的作用，还能抑制脂肪的吸收，可用于预防糖尿病并发脂肪肝；绿豆还含有降压成分，对预防糖尿病并发高血压有一定的帮助。

完美搭档

绿豆 + 百合	百合有清火润肺的功效，绿豆最显著的功效是清热解毒，两者搭配，可养阴生津。
绿豆 + 西瓜皮	绿豆性味甘凉，可清热去火，西瓜皮性味甘寒，能清热解暑、除烦止渴，两者搭配，能缓解糖尿病患者烦渴多饮的症状。

养生营养 绿豆含有膳食纤维、蛋白质、碳水化合物、钙、钾、铁、胡萝卜素、维生素 B_1、维生素 B_2 等。绿豆含有的钾有利于控制血压，含有的膳食纤维、B 族维生素等有促进消化的作用。

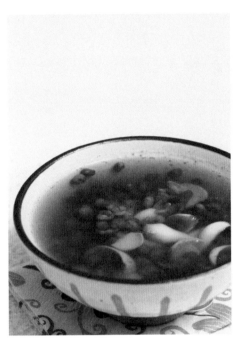

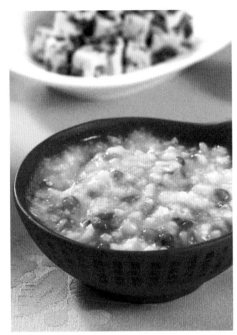

百合绿豆汤

材料 绿豆 25 克，鲜百合 30 克。

调料 冰糖适量。

做法

1 绿豆淘洗干净，放入砂锅中，加入清水浸泡 3~4 小时；鲜百合去除枯黄的花瓣，削去老根，分瓣，洗净。

2 汤锅置火上，加适量清水和绿豆，大火煮开后转小火煮至绿豆开花且软烂，放入百合煮熟，加冰糖煮化即可。

玉米绿豆粥

材料 绿豆、玉米、糯米各 30 克。

做法

1 绿豆、玉米、糯米分别洗净，浸泡 4 小时。

2 锅内放入适量清水，加入玉米大火煮沸后放入糯米，转小火后熬煮 30 分钟，加入绿豆再煮 20 分钟即可。

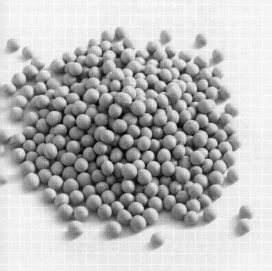

黄豆

有助于平稳血糖

升糖指数 18　低 ★ ☆ ☆

热　　量 390 千卡

推荐用量 25 克 / 日

降糖关键营养成分 豆胶、膳食纤维

对糖尿病和并发症的功效

1 改善胰岛素敏感性。黄豆中的豆胶经现代研究证实具有促进胰岛素分泌、改善组织细胞对胰岛素敏感性的作用，可提高葡萄糖的利用率，有利于病情控制。

2 调节血脂，减少脂肪含量。黄豆所含的皂苷有调节血脂作用，所含有的膳食纤维可抑制体重增加。因此，黄豆对于预防糖尿病并发血脂异常、肥胖和脂肪肝均有一定的益处。

完美搭档

| 黄豆 + 香椿 | 黄豆可降糖、降脂，预防血管硬化，与香椿搭配，可健脾开胃，增加食欲，还能保健美容。 |
| 黄豆 + 番茄 | 番茄可降压降脂、防癌抗癌，减缓色斑、延缓衰老；与黄豆搭配，有助于防止糖尿病并发高血压，同时抗癌、美容的效果也更佳。 |

养生营养　黄豆含有丰富的蛋白质、钙、磷、铁等营养物质。黄豆中的卵磷脂有健脑益智、保护心脏的作用；富含的大豆异黄酮能有效延缓女性衰老，使皮肤保持弹性。

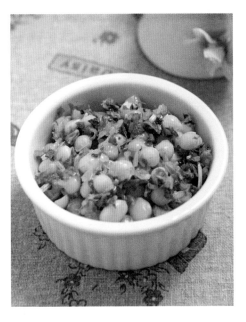

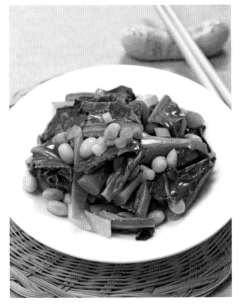

香椿芽拌黄豆

材料 香椿芽 100 克，黄豆 25 克。

调料 盐、香油各 3 克。

做法

1 黄豆洗净，浸泡 8～12 小时，煮熟，捞出，沥干水分，凉凉；香椿芽洗净，焯烫 30 秒，捞出，沥干，凉凉，切末。

2 取小碗，加盐、香油搅拌均匀，制成调味汁；取盘，放入黄豆和香椿，淋入调味汁拌匀即可。

烹饪智慧 黄豆浸泡时间可以长些，大火煮熟即捞出过水。

芥蓝炒黄豆

材料 芥蓝 200 克，黄豆 25 克。

调料 植物油、葱花、蒜片、醋各 5 克，盐、鸡精各 2 克。

做法

1 将黄豆洗净，浸泡一夜，煮熟；芥蓝洗净，入沸水中焯一下，捞出切成小段。

2 锅置火上，加入植物油烧至六成热，放入葱花、蒜片爆香，再将芥蓝、黄豆放入锅中炒熟，最后加入盐、鸡精、醋调味即可。

烹饪智慧 黄豆有豆腥味，在炒黄豆时，滴几滴黄酒，再放入少许盐，就可以减轻豆腥味。

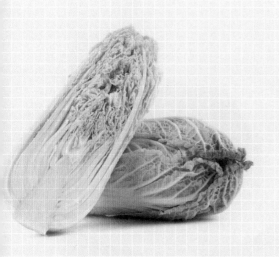

大白菜

减缓餐后血糖上升的速度

碳水化合物 3.2 克

热　　量 18 千卡

推荐用量 100 克 / 日

降糖关键营养成分 膳食纤维

对糖尿病和并发症的功效

阻断糖吸收,减缓餐后血糖上升速度。大白菜含有丰富的膳食纤维,能够促进肠胃蠕动,减缓餐后血糖上升的速度,糖尿病患者可以经常食用。

完美搭档

大白菜 + 豆腐	大白菜和豆腐是最好的搭档,能取长补短。豆腐中钙与磷的比值很低,而大白菜中钙与磷的比值却很高,两者同食,既可降糖,还能促进钙的吸收。
大白菜 + 海米	两者都含有丰富的钙和磷,搭配食用,有助于形成磷酸钙,可帮助糖尿病患者预防骨质疏松、肌肉痉挛等症状。

养生营养　大白菜含有维生素 C、胡萝卜素、钙、膳食纤维等。大白菜中丰富的膳食纤维能起到润肠通便、帮助消化的作用;大白菜富含的维生素 C 有护肤养颜、保护血管的作用。

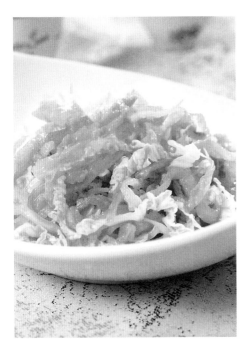
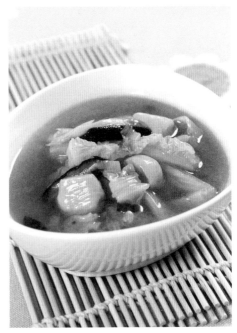

白菜心拌海蜇

材料　白菜心 200 克，海蜇皮 100 克。

调料　蒜泥、盐、鸡精、生抽各适量，
香油 2 克。

做法

1 海蜇皮放冷水中浸泡 3 小时，洗净，
切细丝；白菜心择洗干净，切成
细丝。

2 海蜇丝和白菜丝一同放入盘中，加
蒜泥、盐、鸡精、生抽、香油拌匀
即可。

栗子白菜汤

材料　白菜 300 克，鲜香菇 2 朵，栗子
5 颗。

调料　姜片、葱花、盐、香油各适量。

做法

1 白菜择洗净，切成长条；香菇洗净，
切成条；栗子用热水焯烫，搓去外
皮，切两半。

2 锅中倒油烧热，放入葱花、姜片炒
香，放入清水、香菇条、栗子，煮至
八成熟，放入白菜条煮至断生，调入
盐、香油即可。

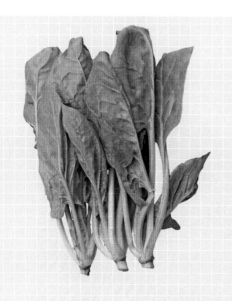

菠菜

保护视力，控糖降脂

(碳水化合物) 4.5 克

(热　　量) 28 千卡

(推荐用量) 80~100 克 / 日

(降糖关键营养成分)

膳食纤维、维生素 C

对糖尿病和并发症的功效

调节糖脂代谢。菠菜中富含维生素 C，有保护血管、防止出血的作用；菠菜中的膳食纤维含量较高，常食有利于调节糖尿病患者的糖脂代谢。

完美搭档

| 菠菜 + 青椒 | 菠菜和青椒均富含类胡萝卜素，进入人体后能转化为维生素 A，对眼睛有益，因此两者同食可预防糖尿病并发眼部疾病。 |
| 菠菜 + 西葫芦 | 菠菜宜与西葫芦搭配食用，可分解草酸并促使其排出体外，防止结石的形成，也可降糖。 |

养生营养　菠菜含大量的膳食纤维及叶酸、胡萝卜素、维生素 C、钙、磷、铁、钾等，具有保护视力，预防夜盲症、口角炎、口腔溃疡，控糖降脂的作用。

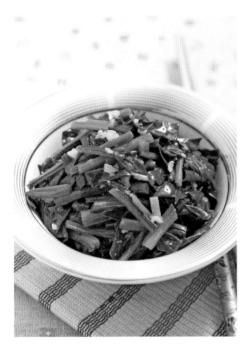

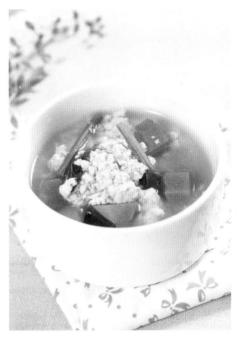

蒜蓉菠菜

材料 菠菜 250 克。

调料 盐 2 克，大蒜 20 克，植物油适量。

做法

1 菠菜择洗干净；大蒜去皮，洗净，剁成蓉。

2 把菠菜放入沸水中焯烫，捞出，切段，沥干。

3 锅置火上，放油烧热，下蒜蓉煸香；再放入菠菜段，加盐炒至入味即可。

胡萝卜菠菜豆腐汤

材料 菠菜 400 克，胡萝卜 200 克，豆腐 50 克，鸡蛋 1 个。

调料 面粉、姜汁、米酒、盐各适量。

做法

1 菠菜择洗净，焯水，切段；胡萝卜洗净，去皮，切块；豆腐焯水，捞出，沥水，放入碗中，加鸡蛋、面粉、米酒、盐搅拌成蓉。

2 锅中加入清水、胡萝卜块，煮沸，放入豆腐蓉。待豆腐蓉浮起时，放入菠菜段，稍煮，加盐调味，滴入姜汁即可。

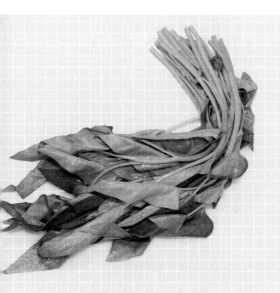

空心菜

改善 2 型糖尿病的症状

(碳水化合物) 3.6 克

(热　　量) 23 千卡

(推荐用量) 50~100 克 / 日

(降糖关键营养成分)

膳食纤维、胰岛素样成分

对糖尿病和并发症的功效

1 控制血糖，辅助降低血糖。空心菜含有丰富的膳食纤维，可降低胰岛素需要量，控制餐后血糖；还含有胰岛素样成分，能够辅助降低血糖，改善 2 型糖尿病的症状。

2 降低血中胆固醇总量。空心菜中含有丰富的膳食纤维，可降低血中胆固醇总量，有益于糖尿病患者预防并发血脂异常。

完美搭档

| 空心菜 + 大蒜 | 空心菜和大蒜所含的膳食纤维及硒等营养素，能辅助降低血糖。 |
| 空心菜 + 玉米 | 空心菜和玉米搭配对冠心病、动脉粥样硬化、高脂血症及高血压等都有一定的预防作用，可有效控糖及预防糖尿病并发血脂异常等。 |

养生营养　空心菜含有膳食纤维、钙、磷、铁、钾、镁、胡萝卜素、维生素 C、烟酸等。空心菜中含有的膳食纤维能加速体内有毒物质的排泄；空心菜中的叶绿素有洁齿防龋，除口臭的作用。

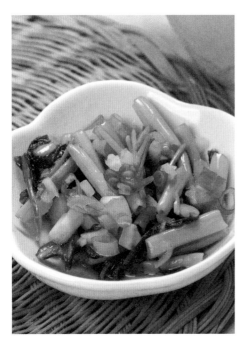

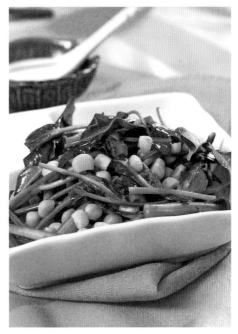

蒜香空心菜

材料 空心菜 250 克。

调料 盐、葱末、蒜末各 4 克，植物油 5 克。

做法

1 将空心菜择去根、茎和老叶，洗净，沸水焯烫，沥干水分，切段。

2 锅置火上，放油烧热，下入葱末，放入空心菜段大火翻炒，放盐、蒜末，翻匀即可。

烹饪智慧 空心菜沸水焯熟，爆香葱末后入锅，炒出来的成菜颜色碧绿。

空心菜焓玉米

材料 空心菜 200 克，玉米粒 75 克。

调料 花椒 3 克，盐、植物油各少许。

做法

1 将玉米粒洗净，放入沸水锅中煮熟；空心菜洗净下入沸水锅中焯一下，切段，备用。

2 锅置大火上，放入植物油，倒入玉米粒、空心菜段炒熟，加盐调匀，起锅即可。

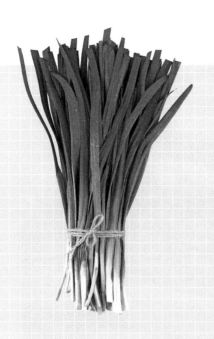

韭菜

食用后对血糖影响较小

(碳水化合物) 4.6 克

(热　量) 29 千卡

(推荐用量) 50~100 克 / 日

(降糖关键营养成分)

含硫化合物、胡萝卜素

对糖尿病和并发症的功效

　　促进血液循环、降低血糖。韭菜中所含的挥发油和含硫化合物以及钙、钾、胡萝卜素等元素具有促进血液循环、降血糖的作用，而且韭菜含糖量低，食用后不易引起血糖波动。

完美搭档

韭菜 + 猪肉

韭菜 + 鸡蛋

韭菜和猪肉搭配不仅可以消除韭菜的特殊气味，而且能够提高韭菜中胡萝卜素的吸收率，更有利于营养的吸收。

韭菜和鸡蛋混炒，可以起到补肾、行气、止痛的作用，对调理阳痿、尿频、肾虚、痔疮及胃病有一定作用。

养生营养　韭菜中的含硫化合物有助于增进食欲；韭菜含有较丰富的钾和胡萝卜素，有保护上皮细胞完整性、利尿的作用。

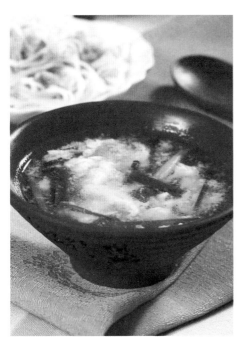

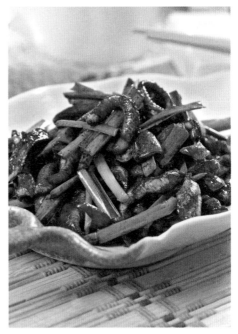

韭菜鸡蛋汤

材料 韭菜 50 克，鸡蛋 1 个（60 克）。

调料 盐 3 克，香油 2 克。

做法

1 将鸡蛋打入碗中，搅散；韭菜择洗干净，切段。

2 锅里倒入适量水，用大火煮沸，淋入鸡蛋液搅匀，立即将韭菜段倒入汤内，加入盐，淋入香油搅匀即可。

烹饪智慧 煮的烹饪方法可减少用油量。

韭菜炒鳝丝

材料 韭菜 150 克，活鳝鱼 200 克。

调料 蒜末、姜丝各 5 克，盐 3 克，植物油 6 克。

做法

1 鳝鱼宰杀好，去除内脏，冲洗干净，取肉，切丝；韭菜择洗干净，切段。

2 炒锅置火上，倒入植物油烧至五成热，放入鳝鱼丝煸熟，加蒜末、姜丝炒香。

3 放入韭菜段炒 1 分钟，用盐调味即可。

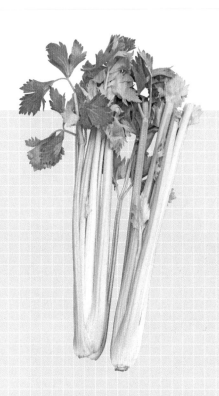

芹菜

降压降脂，预防并发症

(碳水化合物) 3.9 克

(热　　量) 17 千卡

(推荐用量) 50~100 克 / 日

(降糖关键营养成分) 膳食纤维、芹菜素

对糖尿病和并发症的功效

1 改善糖代谢，使血糖下降。芹菜中含有较多膳食纤维，能够增加胰岛素受体对胰岛素的敏感性，使血糖下降，从而减少糖尿病患者对胰岛素的用量。

2 防治糖尿病并发高血压。芹菜含有特殊成分芹菜素和丰富的膳食纤维，对防治糖尿病并发高血压有积极作用。

完美搭档

| 芹菜 + 牛肉 | 芹菜含膳食纤维，和牛肉同食，有利于促进人体对牛肉中营养成分的吸收，既降糖又减肥。 |
| 芹菜 + 番茄 | 芹菜含有丰富的膳食纤维，有明显的降压作用；番茄可健胃消食，对糖尿病合并高血压、高脂血症患者尤为适用。 |

养生营养

芹菜含有膳食纤维、胡萝卜素、B 族维生素、维生素 C、钙、磷、铁等营养成分。芹菜中丰富的膳食纤维可抑制肠内细菌产生致癌物质，有效防癌；芹菜含有挥发性芳香油，对增进食欲、帮助消化大有好处。

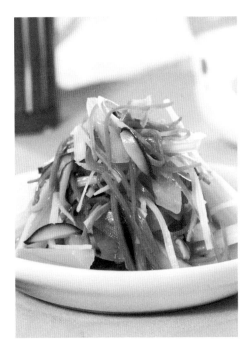

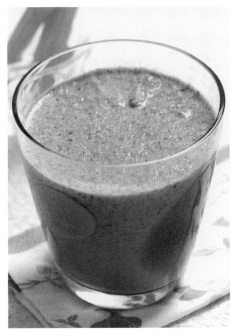

什锦芹菜

材料 芹菜 200 克，胡萝卜丝 100 克，干香菇 5 克，冬笋丝 50 克。

调料 姜末 5 克，盐 2 克，香油 2 克。

做法

1 将芹菜择洗干净，入沸水焯熟，过凉，捞出沥干，切斜段，撒少许盐拌匀；干香菇泡发，去蒂，洗净，切丝；将胡萝卜丝、香菇丝、冬笋丝分别放入沸水中焯透，捞出沥干。

2 将芹菜段、胡萝卜丝、香菇丝、冬笋丝放入盘中，加入姜末、盐、香油拌匀即可。

西芹菠菜汁

材料 西芹 100 克，菠菜 100 克。

做法

1 将西芹择洗干净，切段；菠菜洗净，放入沸水中迅速焯一下，捞出凉凉，切段。

2 将上述食材一起放入果汁机中，加入适量饮用水搅打均匀即可。

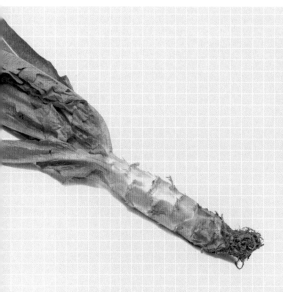

莴笋

改善糖代谢

(碳水化合物) 2.8 克

(热　　量) 15 千卡

(推荐用量) 60 克 / 日

(降糖关键营养成分) 烟酸、膳食纤维

对糖尿病和并发症的功效

1 改善糖代谢。莴笋中含有的烟酸是胰岛素的激活剂，糖尿病患者经常吃些莴笋，可改善糖代谢。莴笋膳食纤维的含量较高，有平稳血糖的作用。

2 预防糖尿病并发高血压。莴笋含钾丰富，有利尿降压的作用。

完美搭档

| 莴笋 + 黑木耳 | 莴笋中维生素 C 的含量较高，可促进人体对黑木耳中所含铁元素的吸收，两者搭配，有降糖、补血作用。 |

| 莴笋 + 兔肉 | 莴笋和兔肉同食，具有高蛋白质、低脂肪、低胆固醇、低糖的特点，所以非常适合糖尿病患者食用。 |

养生营养 莴笋含有胡萝卜素、烟酸、膳食纤维、钾等。莴笋的乳状浆液可增加胃液的分泌，增进食欲；莴笋富含钾，有利于促进排尿，维持水钠平衡。

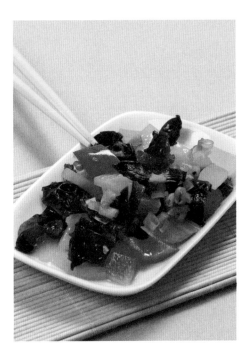

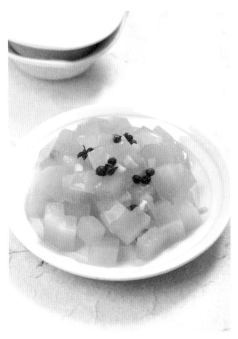

木耳炒莴笋

材料 水发木耳100克，莴笋150克，
红甜椒1个。

调料 葱花、盐、植物油各3克。

做法

1 水发木耳洗净切片；莴笋去皮，洗
净，切斜片；红甜椒去蒂及子，洗
净，切斜片。上述食材均沸水焯烫。

2 锅内倒油烧热，放入葱花、莴笋片、
红甜椒片、水发木耳片翻炒，加入盐
炒熟即可。

凉拌笋丁

材料 莴笋150克。

调料 葱花、花椒各适量，盐、植物油
各3克。

做法

1 莴笋去皮洗净，切丁，放入沸水中焯
一下，装盘，放入葱花、盐拌匀。

2 锅置火上，倒入植物油烧至五成热，
放入花椒炸香，然后浇在莴笋丁上拌
匀即可。

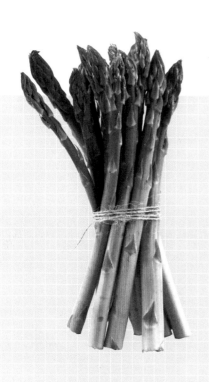

芦笋

促进人体胰岛素分泌

碳水化合物 3.0 克

热　　量 22 千卡

推荐用量 50 克 / 日

降糖关键营养成分 芦丁、膳食纤维

对糖尿病和并发症的功效

芦笋所含的芦丁、膳食纤维等成分有降血糖作用，可防治糖尿病慢性并发症，缓解糖尿病相关症状。芦笋中的铬还可以调节血液中脂肪与糖分的浓度，促进细胞对葡萄糖的利用，从而降低血糖。

完美搭档

芦笋 + 苦瓜	芦笋富含铁，与富含叶酸的苦瓜同食，能促进营养吸收、消除疲劳，而且苦瓜中含有的苦瓜皂苷有一定的降血糖作用。
芦笋 + 虾	芦笋适合搭配虾食用，在瘦身的同时补充人体所需的动物蛋白，口味上也更加鲜美。

养生营养

延缓血糖上升。芦笋含有胡萝卜素、维生素 C、膳食纤维、芦丁、叶酸、钙、钾、磷等营养素。芦笋所含的膳食纤维能促进胃肠蠕动，帮助消化，延缓血糖上升。

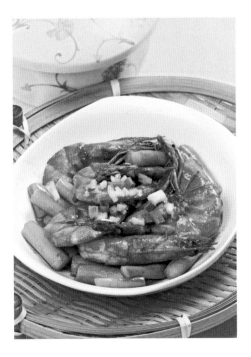 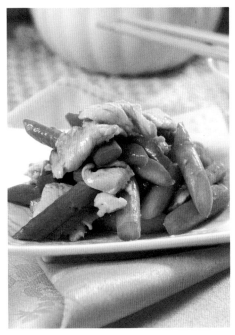

鲜虾芦笋

材料 鲜海虾 100 克，芦笋 250 克。

调料 葱花、盐各适量，植物油 4 克。

做法

1 鲜海虾洗净；芦笋洗净，切长条。

2 炒锅倒入植物油烧至七成热，下葱花炒出香味，放入鲜海虾、芦笋和适量水翻炒至熟，用盐调味即可。

芦笋鸡片

材料 芦笋 200 克，鸡胸肉 50 克。

调料 葱花适量，盐 4 克，植物油 10 克。

做法

1 芦笋去老皮，洗净，切段；鸡胸肉洗净，切片，焯一下。

2 锅置火上，倒入植物油烧至六成热，加葱花炒出香味，放入鸡肉片滑熟，淋入适量水，然后放入芦笋片炒熟，最后用盐调味即可。

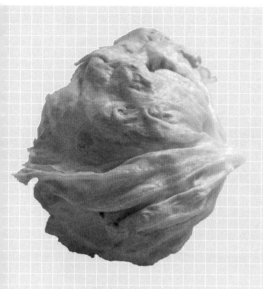

生菜
减少胰岛素用量

碳水化合物 2.0 克

热　　量 15 千卡

推荐用量 100 克 / 日

降糖关键营养成分 钾、膳食纤维

对糖尿病和并发症的功效

1 减少胰岛素用量。生菜富含钾、钙、铁等矿物质，可降血糖、减缓餐后血糖升高。其所含的膳食纤维，不仅能够促进胃肠蠕动，还有助于减少胰岛素的用量。

2 消除多余脂肪。生菜有消除多余脂肪的作用，对于糖尿病合并肥胖的患者来说，是不错的选择。

完美搭档

| 生菜 + 海带 | 生菜与海带同食，可促进人体对铁元素的吸收。此外，海带中的有机碘，可促进胰岛素分泌，两者搭配起来是非常适合糖尿病患者的菜品。 |
| 生菜 + 豆腐 | 生菜与豆腐同食，是一款高蛋白、低脂肪、低胆固醇、低糖、多维生素的菜肴，适合糖尿病高危人群食用。 |

养生营养 生菜有降低胆固醇的作用，还能改善神经衰弱等症状。生菜所含有的维生素 C 能有效缓解牙龈出血等功效。此外，生菜还有促进消化、增进食欲、驱寒利尿、促进血液循环等作用。

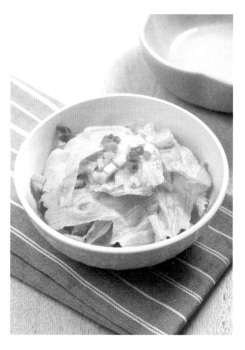
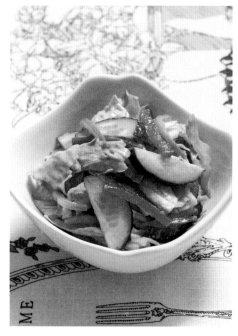

凉拌生菜

材料 圆生菜 200 克。

调料 葱花 5 克，盐、鸡精、香油各 2 克。

做法

1 将生菜洗净，撕成大片，沥干水分。

2 将洗好的生菜放入大碗中，再加入盐、鸡精、葱花、香油拌匀即可。

生菜沙拉

材料 生菜 100 克，番茄块、黄瓜片各50 克，青椒丝、红椒丝各 30 克。

调料 盐 4 克，沙拉酱 15 克，醋 3 克。

做法

1 生菜洗净，撕成片。

2 将生菜片、番茄块、黄瓜片、青椒丝、红椒丝与盐、沙拉酱和醋拌匀即可。

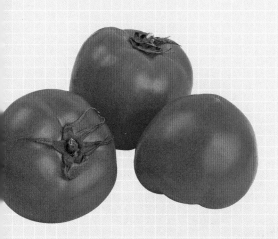

番茄
减少胰岛细胞及受体的损害

(碳水化合物) 4.0 克

(热　　量) 20 千卡

(推荐用量) 100~200 克 / 日

(降糖关键营养成分) 番茄红素

对糖尿病和并发症的功效

　　提高胰岛素受体敏感性，使血糖下降。番茄含有大量的番茄红素，有很强的清除氧自由基和抗氧化作用，可减少对胰岛细胞及受体的损害，提高受体敏感性，使血糖下降。

完美搭档

番茄 + 鸡蛋

番茄 + 柚子

番茄属于低糖、低脂、低热量食物，搭配鸡蛋食用，营养互补，适合糖尿病高危人群食用，还能美容养颜。柚子和番茄都富含维生素 C，而且都是低热量与低糖食物，可以将这两种食物一起打汁饮用，能帮助清除体内自由基，预防糖尿病神经病变和血管病变。

养生营养 番茄含有苹果酸、柠檬酸、胡萝卜素、维生素 C、番茄红素等。番茄中的维生素 C、番茄红素及果酸可降低胆固醇，预防动脉粥样硬化和冠心病；番茄红素还可清除体内自由基，具有防癌、抗衰老的作用。

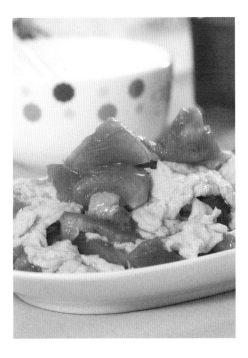

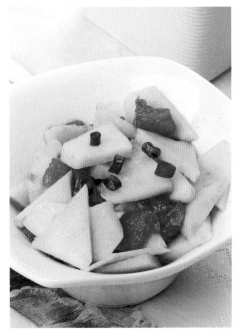

番茄炒蛋

材料 番茄 250 克，鸡蛋 2 个。

调料 葱花 5 克，盐 3 克，植物油适量。

做法

1 将鸡蛋打碎，蛋液搅匀；番茄洗净，切块。

2 锅置火上，放油烧热，下蛋液炒至表面焦黄，捞出。

3 锅中再次放油烧热，爆香葱花，放入番茄块翻炒。

4 待番茄出汁，放盐和炒好的鸡蛋，翻炒均匀即可。

番茄炒山药

材料 山药 200 克，番茄块 100 克。

调料 葱末、姜末、盐各 3 克，香油适量。

做法

1 山药洗净，削皮切片，焯一下捞出。

2 油烧热，爆香葱末、姜末，放番茄块煸炒，倒入山药片，放盐炒熟，点香油即可。

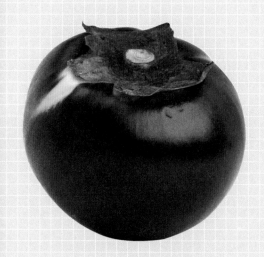

茄子
预防糖尿病引起的视网膜出血

(碳水化合物) 4.9 克

(热　　量) 23 千卡

(推荐用量) 200 克 / 日

(降糖关键营养成分) 膳食纤维、芦丁

对糖尿病和并发症的功效

1 保护血管，预防视网膜出血。茄子尤其是紫茄子皮中含有丰富的芦丁，对微血管有保护作用，可增加微血管弹性，预防糖尿病引起的视网膜出血。

2 降低血压。茄子富含膳食纤维，可避免胆固醇沉积在血管壁而造成血压升高，同时还能促进钠的排出，降低血压。其所含有的钙能减轻钠对血压的不利影响。

完美搭档

| 茄子 + 猪瘦肉 | 茄子中的类黄酮有保持血管壁弹性的作用，从而保护心血管，与猪肉同食，可有效增强血管抵抗力。 |
| 茄子 + 洋葱 | 做茄子时放些洋葱，更有利于保护心血管。 |

养生营养 茄子含丰富的芦丁，能增强毛细血管的弹性，防止微血管破裂出血；茄子含有维生素 E，具有抗氧化和改善血液循环的作用。

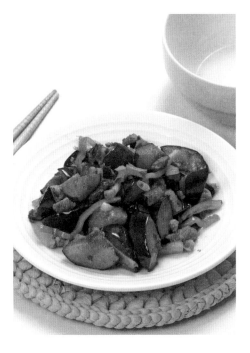

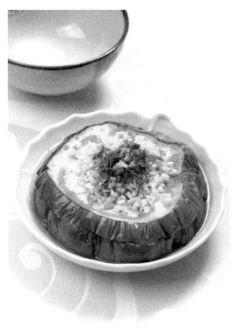

椒香肉末茄子

材料 长茄子 350 克，尖椒、猪瘦肉各
　　　 50 克。

调料 葱花、花椒粉、盐、酱油各适
　　　 量，植物油 5 克。

做法

1 茄子去蒂，洗净，切块；尖椒洗净，
　 去蒂除子，切丝；猪瘦肉洗净，切末。

2 锅内倒油烧至七成热，炒香葱花、花
　 椒粉，放肉末滑熟，倒茄子块、酱油
　 和清水烧熟，放尖椒丝翻炒 2 分钟，
　 用盐调味即可。

蒜泥茄子

材料 紫茄子 300 克，大蒜 20 克。

调料 盐、香油各 3 克，醋 10 克，酱
　　　 油 5 克，香菜末适量。

做法

1 茄子洗净，切大片，蒸熟，取出凉凉。

2 大蒜去皮，洗净，放在捣蒜罐中捣成
　 泥，边捣边加盐，直到蒜泥出香味。

3 把蒜泥、酱油、醋、香油、香菜末调
　 好，浇在茄子上即可。

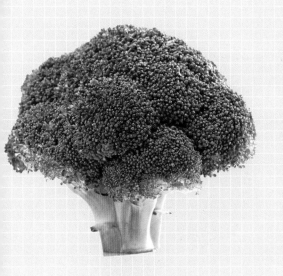

西蓝花

提高胰岛素敏感性

（碳水化合物）4.3 克

（热　　量）36 千卡

（推荐用量）70 克 / 日

（降糖关键营养成分）膳食纤维、铬

对糖尿病和并发症的功效

1 提高胰岛素的敏感性。西蓝花含有一定量的微量元素铬，能帮助糖尿病患者提高对胰岛素的敏感性，减少胰岛素的需要量；含有的膳食纤维能有效改善肠胃对葡萄糖的吸收，尤其适用于预防和控制 2 型糖尿病。

2 防治高血压、心脏病。西蓝花含丰富的维生素 C 和类黄酮物质，对高血压、心脏病等糖尿病并发症有调节和预防的作用。

完美搭档

| 西蓝花 + 番茄 | 番茄含有番茄红素，是天然的防癌物质；西蓝花中的硫化物也是有效的抗癌物质。二者搭配具有较强的防癌作用。 |
| 西蓝花 + 香菇 | 西蓝花和香菇都含有维生素 C，可维持胰岛功能，促进组织对葡萄糖的利用；香菇可降低胆固醇，防止血管硬化；两者共用，有较强的降脂、降压作用。 |

 养生营养 西蓝花含有蛋白质、维生素 C、胡萝卜素、钙、磷、铁、钾、锌、铬等，能增强肝脏的解毒能力，提高机体免疫力。

番茄炒西蓝花

材料 西蓝花 150 克，番茄 50 克。

调料 盐 3 克，植物油 5 克。

做法

1 西蓝花去柄，掰小朵，洗净，放入沸水中焯一下，立即捞出，放入凉水中过凉，捞出沥干；番茄洗净，切块。

2 锅内倒油烧热，放入西蓝花，快速翻炒，再放入番茄块，放盐稍炒即可。

专家指导

糖尿病患者如何选择淀粉类食物

糖尿病患者适当食用豆类，并不会使血糖有明显的波动，但是糖尿病患者如果食用 1 个馒头，就会有很明显的血糖上升表现。因此，糖尿病患者在选择含有淀粉类的食物时，应该以该食物在体内的消化时间为依据，消化时间越长、越耐嚼的含淀粉食物越适宜糖尿病患者食用，反之，则不适宜糖尿病患者食用。如吃全谷物面包、煮的整粒的麦仁、煮的整个的玉米，就比吃精米面、黏稠的大米粥、土豆泥等要好，因血糖上升速度会减慢，消化时间会加长，也就更耐饿。

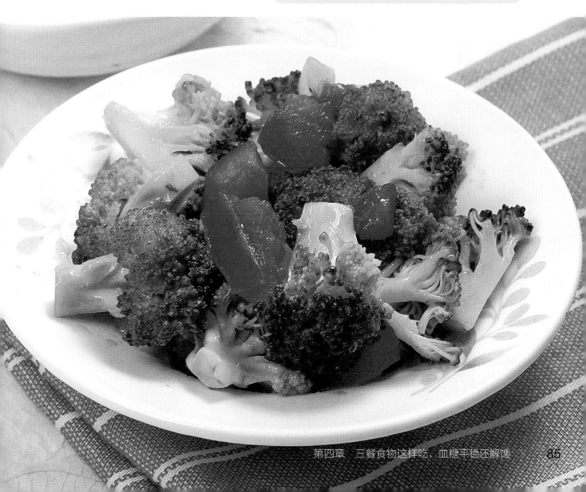

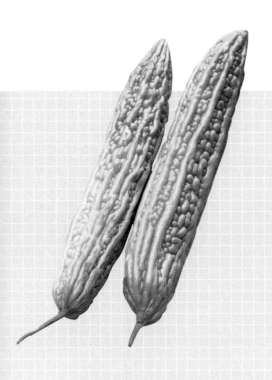

苦瓜
减轻胰岛负担

（碳水化合物）4.9 克

（热　　量）22 千卡

（推荐用量）50~100 克 / 日

（降糖关键营养成分）苦瓜皂苷

对糖尿病和并发症的功效

1 调节血糖。苦瓜中的苦瓜皂苷有降血糖的作用，不仅可以减轻人体胰岛的负担，而且有利于胰岛 β 细胞功能的恢复。另外，苦瓜中含有一种胰岛素样物质，能够有效调节血糖。

2 有益高血压。苦瓜能稳定血压，适合糖尿病患者预防并发高血压。

完美搭档

| 苦瓜 + 瘦肉 | 两者搭配，可以促进机体对瘦肉中铁的吸收和利用，适合糖尿病患者食用。 |

| 苦瓜 + 青椒 | 两者搭配可以补充维生素 C。 |

养生营养 苦瓜含有蛋白质、膳食纤维、钙、铁、胡萝卜素、维生素 C、苦味素等。苦瓜中的苦味素能增进食欲，健脾开胃。

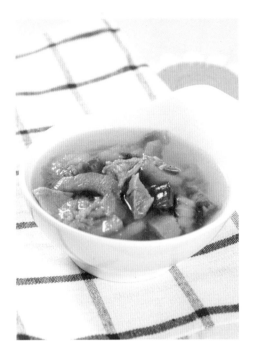

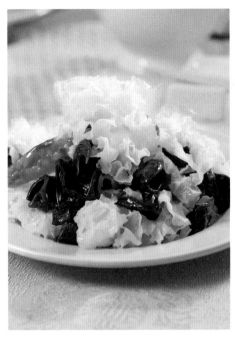

苦瓜菊花瘦肉汤

材料 猪瘦肉 40 克，苦瓜 200 克，菊花 15 克。

调料 葱段、姜片、盐各适量。

做法

1 猪瘦肉洗净，焯水，切块；苦瓜洗净，去子，切片；菊花洗净，浸泡 5 分钟。

2 锅中倒入适量清水，烧沸后放入瘦肉块、苦瓜片、菊花、葱段、姜片，慢炖 1.5 小时，调入盐即可。

双耳炝苦瓜

材料 水发黑木耳、水发银耳各 50 克，苦瓜 100 克。

调料 葱花、盐、植物油各 2 克。

做法

1 银耳和黑木耳择洗干净，撕成小朵，入沸水中焯透，捞出；苦瓜洗净，去蒂除子，切条。取盘，放入黑木耳、银耳和苦瓜条，加盐拌匀。

2 油锅烧热，待油温烧至七成热，放入葱花炒香，关火，淋在黑木耳、银耳和苦瓜条上拌匀即可。

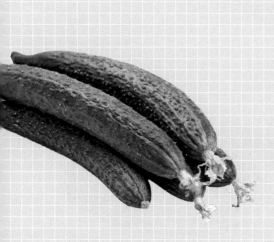

黄瓜

平稳血糖、利尿

碳水化合物 2.9 克

热　　量 16 千卡

推荐用量 100 克 / 日

降糖关键营养成分 丙醇二酸

对糖尿病和并发症的功效

1 降低血糖，防治糖尿病。黄瓜中所含的丙醇二酸，可抑制糖类物质转变为脂肪，对防治糖尿病有重要意义。

2 预防糖尿病合并肥胖。黄瓜富含水分，且体积大、热量极低，可充饥，还不会增重。

完美搭档

| 黄瓜 + 黑木耳 | 黄瓜不参与糖代谢，能代替食物充饥；黑木耳含有甘露聚糖、木耳多糖及膳食纤维，能够改善胰岛的分泌功能，两者同食，降糖排毒。 |
| 黄瓜 + 大蒜 | 大蒜中的大蒜素能够帮助胰岛素恢复自身调节血糖的能力，与黄瓜同食，降糖的同时也可降低体内胆固醇含量。 |

养生营养 黄瓜含有磷、维生素 C、胡萝卜素、水分等营养成分。丰富的水分可对抗皮肤老化，减少皱纹的产生。黄瓜还能抑制脂肪的堆积，有助于减肥。

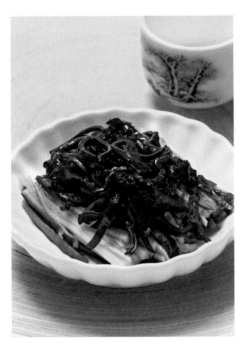
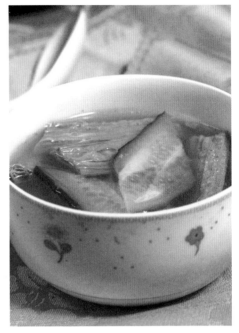

黄瓜拌木耳

材料 水发黑木耳、黄瓜丝各100克。

调料 蒜末3克、陈醋、盐、香油各2克，鸡精1克。

做法

1 水发黑木耳择洗干净，入沸水中焯透，捞出沥干，凉凉，切丝。

2 取小碗，放入陈醋、蒜末、盐、鸡精和香油搅拌均匀，兑成调味汁。

3 取盘，放入黄瓜丝和黑木耳丝，淋入调味汁拌匀即可。

腐竹黄瓜汤

材料 黄瓜200克，干腐竹25克。

调料 葱末、盐、香油各适量。

做法

1 干腐竹用温水泡发，洗净，切段；黄瓜洗净，去蒂，切片。

2 汤锅置火上，倒入适量开水烧沸，下入黄瓜片煮开，放入腐竹煮开，加盐、葱末调味，淋入香油即可。

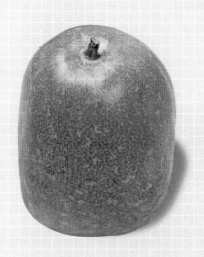

冬瓜

控糖、减肥

碳水化合物	2.6 克
热　　量	12 千卡
推荐用量	60 克/日

降糖关键营养成分

丙醇二酸、葫芦巴碱

对糖尿病和并发症的功效

1 含糖量极低，控制体重。冬瓜中含有丙醇二酸和葫芦巴碱，能有效抑制体内的糖类转化为脂肪，对于 2 型糖尿病肥胖者十分有益。而且冬瓜热量极低，而且高钾低钠，对血糖的影响非常小。

2 辅助治疗高血压、血脂异常。冬瓜为低钠食物，对糖尿病尤其是中老年患者合并高血压、血脂异常及肾病有较好的调理作用。

完美搭档

冬瓜 + 鸭肉	冬瓜生津止渴，而鸭肉最大的特点就是可以清热去火，所以夏喝老鸭冬瓜汤最宜人，可祛除暑热，改善口渴症状。
冬瓜 + 海带	两者热量都很低，有助于减肥，还有助于降低血液黏稠度，降血压，从而预防肥胖症、高脂血症、冠心病、高血压等。

 养生营养 冬瓜含有葫芦巴碱、组氨酸、维生素 C 等，具有清热生津、消暑除烦的作用。

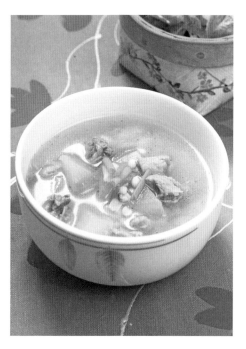

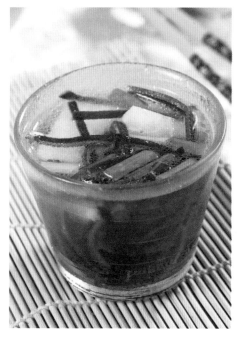

冬瓜薏米鸭肉汤

材料 冬瓜200克，去皮鸭肉80克，
薏米50克。

调料 盐3克，香油2克。

做法

1 鸭肉洗净，切末；薏米洗净，浸泡
4小时；冬瓜洗净，去皮、去瓤，切
成片。

2 锅置火上，倒入清水，下入薏米，大
火煮沸后转小火煮50分钟，倒入冬
瓜片煮至入味，放入鸭肉末稍煮，加
盐调味，淋入香油即可。

冬瓜海带汤

材料 冬瓜150克，海带50克。

调料 盐、葱段各适量。

做法

1 将冬瓜洗净，去皮、去瓤，切块；海
带泡软洗净，切块，备用。

2 锅置火上，倒适量清水，放入冬瓜、
海带煮沸，出锅前撒上葱段，放少许
盐调味即可。

> **烹饪智慧** 烹制冬瓜时，盐要少放、晚
> 放，这样口感好，也做到了低
> 盐。尤其是煲冬瓜汤时，更应
> 清淡，出锅前加少许盐即可。

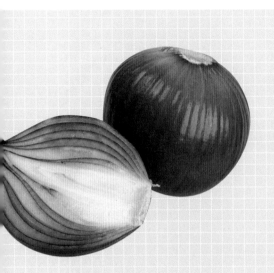

洋葱

保护胰岛细胞

- 碳水化合物 9.0 克
- 热　　量 40 千卡
- 推荐用量 50~100 克/日
- 降糖关键营养成分 槲皮素、胡萝卜素

对糖尿病和并发症的功效

1 保护胰岛细胞。洋葱含有类似降糖药物甲苯磺丁脲的槲皮素，能选择性作用于胰岛 β 细胞，促进胰岛素分泌，帮助维持正常的糖代谢和糖耐量。

2 扩张血管，调理多种糖尿病并发症。洋葱含前列腺素样物质及激活血纤溶酶活性的成分，可扩张血管，减少外周血管和心脏冠状动脉阻力，对糖尿病并发血脂异常、脂肪肝、冠心病有一定作用。

完美搭档

| 洋葱 + 猪肉 | 两者搭配，不仅味美，还可以减少机体对猪肉中胆固醇的吸收。 |
| 洋葱 + 鸡蛋 | 洋葱中的维生素 C 易被氧化，鸡蛋中的维生素 E 可有效防止维生素 C 的氧化。两者同食，可提高人体对维生素 C 和维生素 E 的吸收率。 |

养生营养 洋葱含有蛋白质、膳食纤维、硒、前列腺素 A、胡萝卜素等多种营养成分，有助于清除体内的自由基，具有延缓衰老、抗癌的功效。

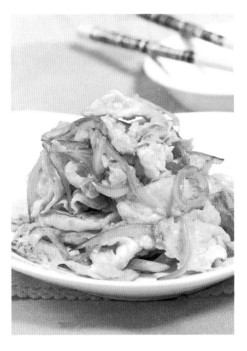
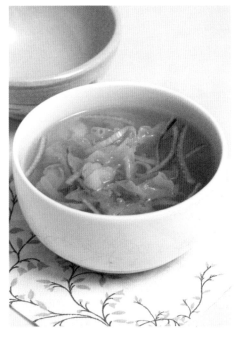

洋葱炒鸡蛋

材料 洋葱丝 200 克，鸡蛋 50 克。

调料 盐 2 克，姜片、鸡精各适量，植物油 3 克。

做法

1 洋葱丝用沸水焯烫一下备用；鸡蛋加点盐打散，锅中放油烧热，倒入蛋液，炒散成蛋花待用。

2 锅中倒入底油，油热后加姜片爆香，倒入洋葱丝翻炒，加盐和鸡精再翻炒几下，加盖 2 分钟，倒入蛋花略翻炒即可。

洋葱银耳羹

材料 洋葱 250 克，干银耳 10 克。

做法

1 洋葱剥去外皮，洗净，切成细丝；干银耳用清水泡软，去除杂质，撕成小朵。

2 将洋葱丝和银耳一起放入锅中，加水用中火烧开后转用小火煨至银耳软糯即可。

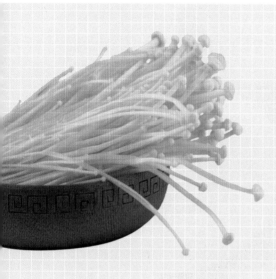

金针菇

降糖、降脂

(碳水化合物) 6.0 克
(热　量) 32 千卡
(推荐用量) 30~50 克 / 日
(降糖关键营养成分) 膳食纤维

对糖尿病和并发症的功效

1 延缓饭后血糖上升速度。金针菇的膳食纤维含量丰富，能降低血糖，延缓
餐后血糖上升的速度。

2 预防动脉硬化。金针菇中的膳食纤维能调节脂类代谢，结合胆酸，可以
避免胆固醇在血管壁的沉积，从而预防动脉硬化，还可降低体内的血脂
含量。

完美搭档

| 金针菇 + 豆腐 |
| 金针菇 + 鸡蛋 |

豆腐中含有丰富的蛋白质、矿物质、维生素等，金针
菇则含有胡萝卜素、赖氨酸、精氨酸、锌等营养素，
二者搭配能够增强糖尿病患者的体质，防止营养缺乏。
金针菇和鸡蛋同食可滋补养身，金针菇中的膳食纤维
还可以阻止机体吸收胆固醇。

养生
营养

金针菇含有蛋白质、膳食纤维、烟酸、维生素 B_2、铁、钾等营养成分，
有"智力菇"的美称。金针菇多糖能促进蛋白质、核酸合成，可提高机
体免疫力。

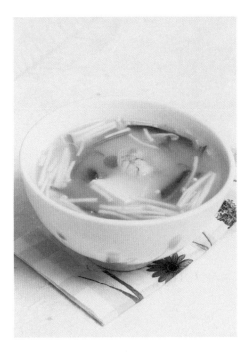

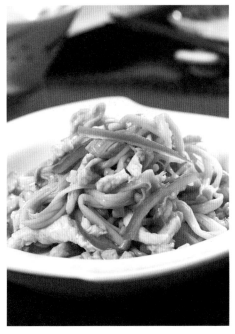

金针菠菜豆腐煲

材料 豆腐 250 克，金针菇 100 克，菠菜 50 克，鲜虾 30 克。

调料 盐 3 克，香油适量，浓汤宝 1 小块。

做法

1 豆腐洗净，切块；鲜虾去头、去虾线，洗净；金针菇、菠菜去根，洗净，菠菜焯水。

2 锅中倒入清水大火烧开，加入浓汤宝，放入豆腐块、金针菇转中火煮 10 分钟。

3 放入鲜虾、菠菜煮熟关火，加入盐搅拌均匀，淋入香油即可。

金针菇炒鸡丝

材料 鸡胸肉 50 克，金针菇 50 克，青椒少许。

调料 葱丝、米酒、姜末、淀粉、盐、香油各适量。

做法

1 将鸡胸肉洗净，切丝，放入碗中，加入米酒、姜末、淀粉抓匀，腌渍 10 分钟；金针菇洗净，切除根部待用；青椒洗净，去子，切丝。

2 锅内倒植物油烧热，放入鸡肉丝、金针菇炒熟，加盐调匀，撒上葱丝及青椒丝略炒，最后淋上香油即可。

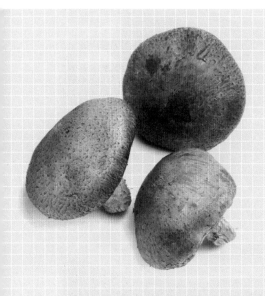

香菇

改善糖耐量

碳水化合物 26 克

热　　量 26 千卡

推荐用量 4~8 朵 / 日

降糖关键营养成分 香菇多糖

对糖尿病和并发症的功效

1 调节糖代谢，改善糖耐量。香菇中的香菇多糖能够调节糖代谢，改善糖耐量，促进肝糖原合成，减少肝糖原分解，从而降低血糖，减轻糖尿病症状。

2 预防糖尿病并发高血压和血脂异常。香菇中含有胆碱、酪氨酸以及某些核酸物质，能起到降血压、降胆固醇的作用，有助于预防糖尿病并发高血压和血脂异常。

完美搭档

香菇 + 油菜

油菜可降低血脂、清热解毒，与香菇搭配，对糖尿病合并高脂血症有益。

香菇 + 鹌鹑蛋

鹌鹑蛋具有降脂降压的功效，可用于营养不良、高血压、血管硬化等症，与香菇搭配，可补充营养，对预防糖尿病合并高血压有益。

 养生营养 香菇含有蛋白质、膳食纤维、维生素 D、硒等多种营养成分。香菇多糖具有抑制肿瘤的作用，能增强细胞免疫功能。

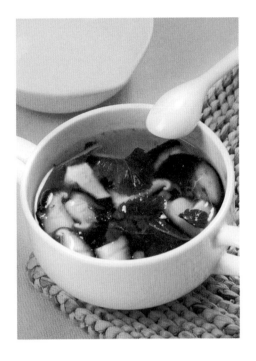

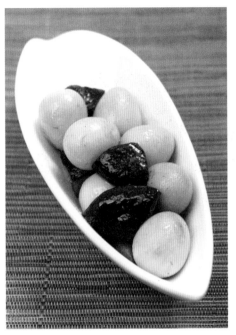

桔梗香菇汤

材料 鲜桔梗茎叶250克，鲜香菇100克。

调料 盐2克，香油、葱花各5克。

做法

1 桔梗茎叶择洗干净，开水焯熟，过凉，切成段；香菇洗净，去蒂，切成片。

2 汤锅置火上，加水、香菇片、葱花，烧开后加入桔梗、盐，煮3分钟，淋入香油即可。

香菇烧鹌鹑蛋

材料 干香菇50克，鹌鹑蛋6个（60克）。

调料 酱油、香油各5克，料酒10克，姜粉少许。

做法

1 干香菇泡发，洗净，切块，入沸水中焯熟；鹌鹑蛋煮熟，取出过凉，剥壳。

2 锅置火上，倒入水、鹌鹑蛋、酱油、料酒、姜粉、香菇块烧沸，改小火烧入味，中火收汁，淋上香油拌匀即可。

烹饪智慧 鹌鹑蛋煮熟后即可和其他食材加入清水煮，不用过油。

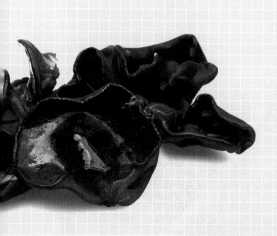

木耳

改善胰岛分泌功能

碳水化合物 65.6 克

热　　量 265 千卡

推荐用量 50 克 / 日

降糖关键营养成分

木耳多糖、膳食纤维

对糖尿病和并发症的功效

1 改善胰岛分泌，平稳血糖。木耳所含的木耳多糖和膳食纤维能够修复受损的胰岛细胞，改善胰岛的分泌功能，有助于平稳血糖。

2 防治糖尿病并发冠心病和脑卒中。木耳能防止血栓形成，降低胆固醇，有助于防治糖尿病并发冠心病和脑卒中。

完美搭档

| 木耳 + 豆腐 | 豆腐中的糖类能提高葡萄糖耐受性和胰岛素的敏感性，促进葡萄糖的利用率，稳定血糖。木耳富含膳食纤维，能稳定血糖。二者搭配有利于糖尿病患者稳定血糖。 |

| 木耳 + 鸭血 | 木耳、鸭血搭配，可预防缺铁性贫血、润肠排毒、降低胆固醇，对营养不良、心血管疾病的病后调养都有益处，能为人体提供多种微量元素。 |

养生营养　木耳富含的胶质有较强的吸附力，可起到清肠通便的作用；木耳中铁的含量丰富，不仅美容养颜，还可以调理缺铁性贫血。

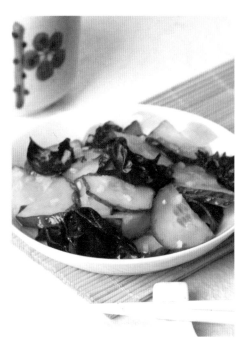
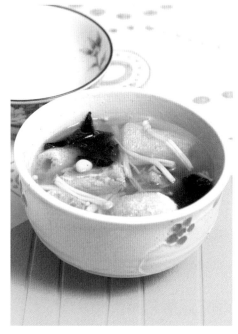

木耳炒黄瓜

材料 黄瓜 250 克，水发木耳 100 克。

调料 葱末 5 克，盐、植物油各 3 克。

做法

1 木耳洗净，撕小块；黄瓜洗净，切片。

2 锅内倒油烧热，放葱末煸香，放入木耳煸炒片刻，再放入黄瓜片，调入盐翻炒至木耳、黄瓜入味即可。

竹荪木耳汤

材料 竹荪、干木耳各 15 克，鸡蛋 1 个。

调料 盐 3 克，蘑菇高汤适量。

做法

1 竹荪用淡盐水泡发，沸水焯烫，捞出沥水；木耳泡发，洗净，撕小朵，沸水焯烫；鸡蛋打散成蛋液。

2 锅置火上，倒入蘑菇高汤，用大火煮沸，加入竹荪、木耳，小火煮 10 分钟，淋入蛋液搅散，加盐调味即可。

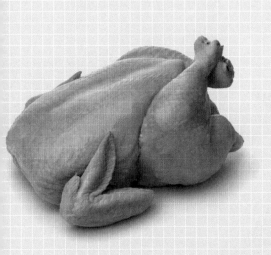

鸡肉

调节血糖浓度

(碳水化合物) 19.3 克

(热　　量) 167 千卡

(推荐用量) 100 克 / 日

(降糖关键营养成分) 锌、B 族维生素

对糖尿病和并发症的功效

1 调节血糖水平。鸡肉中含有丰富的锌元素，可促进肌肉和脂肪细胞对葡萄糖的利用，调节血糖水平。

2 避免并发微血管病变。鸡肉中的 B 族维生素可以避免并发微血管病变和肾病，而且具有保护神经系统的作用。

完美搭档

| 鸡肉 + 豌豆 | 鸡肉和豌豆同食，有利于蛋白质的吸收，可为糖尿病患者提供优质蛋白质。 |
| 鸡肉 + 竹笋 | 鸡肉是低脂肉类，竹笋也是低脂、低热食物，而且竹笋富含膳食纤维，可延长食物在肠内的停留时间，降低葡萄糖的吸收速度，使餐后血糖上升缓慢。 |

养生营养 鸡肉的消化率高，很容易被人体吸收利用，有增强体力、强壮身体的作用；还能缓解由于肾精不足所导致的小便频繁、耳聋、精少精冷等症状。

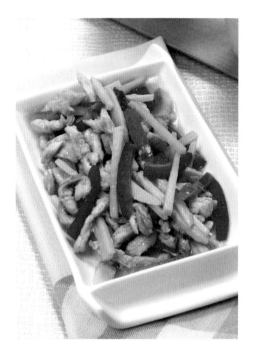
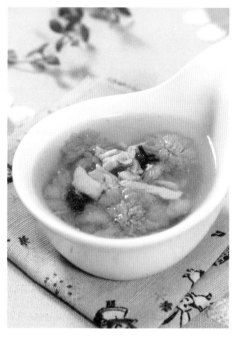

竹笋炒鸡丝

材料 鸡胸肉50克，竹笋100克，青椒、红椒各30克。

调料 葱段、姜片各5克，料酒、水淀粉、盐、酱油、鸡精、植物油各适量。

做法

1 鸡胸肉洗净，切丝，加盐、料酒、酱油、水淀粉拌匀腌制待用；竹笋洗净，切丝，焯水；青椒、红椒去蒂、去子，洗净，切丝。

2 油锅烧热，爆香葱段、姜片，放入鸡丝炒散，加竹笋丝、青椒丝、红椒丝翻炒，加适量水盖锅盖焖至将熟，加盐、鸡精炒匀即可。

菊花鸡汤

材料 鸡肉70克，白菊花5朵。

调料 盐、姜末、淀粉各适量，浓鸡汤200克。

做法

1 鸡肉洗净，切成丝，用淀粉拌匀。

2 锅中倒入浓鸡汤，煮沸后放入鸡丝、盐、姜末，中火煮熟后撒入菊花即可。

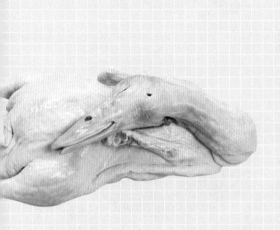

鸭肉

保护胰岛细胞

碳水化合物 15.5 克

热　　量 240 千卡

推荐用量 40~75 克 / 日

降糖关键营养成分 硒、烟酸

对糖尿病和并发症的功效

　　强体护心，保护胰岛细胞。鸭肉富含硒和烟酸，有抗氧化作用，可以保护胰岛，使之少受过氧化物的损害和干扰，对修复胰岛 β 细胞及维持其正常分泌功能有一定作用。

完美搭档

| 鸭肉 + 姜 | 生姜性味温辛，温阳开胃，鸭肉滋阴补血，二者搭配食用，可以促进糖尿病患者的血液循环，对维护血管健康有很好的作用。 |
| 鸭肉 + 山药 | 鸭肉和山药搭配食用，不仅可以消除鸭肉的油腻，还能增强彼此的滋阴功效。 |

养生营养　鸭肉含有丰富的蛋白质、烟酸、维生素 E、硒等营养成分，有助于维持正常的消化功能和神经功能。

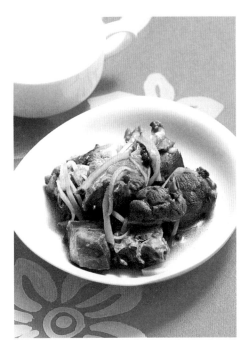

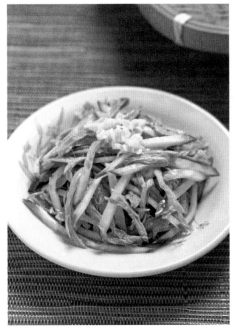

子姜烧鸭

材料 鸭子 400 克，子姜 50 克。

调料 料酒 10 克，蒜片、盐各 4 克，
花椒 1 克，味精、香油各少许。

做法

1 鸭子洗净切块，用料酒和少许盐腌渍
10 分钟；子姜洗净切丝。

2 锅置火上，倒油烧至五成热，下花
椒、蒜片、子姜爆香，倒入鸭块，
加料酒、盐继续翻炒，加适量清水
焖烧。

3 待鸭肉熟软入味后，加点味精、香油
调味即可。

鸭肉拌黄瓜

材料 鸭肉 50 克，黄瓜 150 克。

调料 蒜末 5 克，盐 3 克，橄榄油 3 克。

做法

1 鸭肉洗净，煮熟，撕成丝；黄瓜洗
净，切成丝。

2 取盘，放入鸭肉丝和黄瓜丝，加盐、
蒜末和橄榄油拌匀即可。

烹饪智慧 煮鸭肉时一定要撇去浮沫和浮
油，并且吃鸭肉的时候，需要
去掉脂肪含量多的鸭皮。

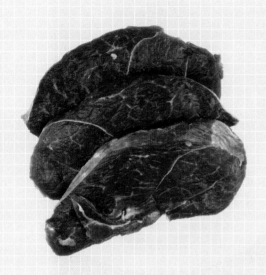

牛肉

改善糖尿病症状

碳水化合物	2.0 克
热 量	125 千卡
推荐用量	40~75 克 / 日
降糖关键营养成分	铬

对糖尿病和并发症的功效

帮助调节血糖。糖尿病患者体内如果缺铬，容易使人体组织对胰岛素的敏感性降低。牛肉含有一定量的铬，适当食用，能帮助调节血糖，改善糖尿病症状。

完美搭档

| 牛瘦肉 + 白萝卜 | 两者搭配可使营养更均衡，而且白萝卜有促进肉食消化的作用。 |
| 牛瘦肉 + 洋葱 | 洋葱可以分解脂肪，其中所含的化合物能阻止血小板凝结，并加速血液凝块溶解。所以，在吃肉时，如果能搭配些洋葱，将有助于高脂肪食物引起的血液凝块的溶解。洋葱还可吸收肉的油脂，并使肉质变嫩。 |

养生营养　牛肉含蛋白质、脂肪、铁、烟酸等，有强壮肌肉、补虚暖胃、提高机体抵抗力、健脑益智的作用。

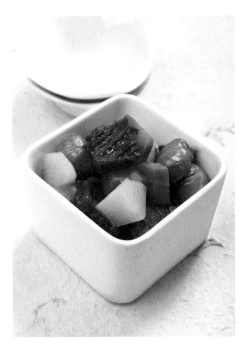
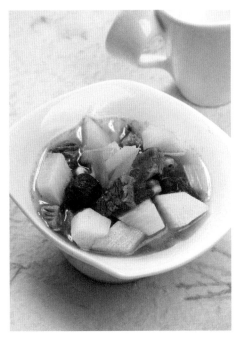

萝卜烧牛肉

材料 牛肉 150 克，白萝卜、胡萝卜各 200 克，熟板栗 100 克。

调料 盐 3 克，植物油、葱段、姜片、酱油、料酒各 5 克。

做法

1 将白萝卜和胡萝卜洗净，去皮，切成块；牛肉洗净，切块；熟板栗去壳去皮。

2 牛肉块放入凉水锅中煮至七成熟，捞出。

3 锅烧热放油，将葱段、姜片爆香，放牛肉块、开水、酱油、料酒，用大火烧开，放入白萝卜块、胡萝卜块及板栗煮软后加盐调味，稍煮收汁即可。

山药黄芪牛肉汤

材料 牛肉 200 克，山药 100 克，芡实 50 克，黄芪、桂圆肉各 10 克。

调料 葱段、姜片、盐、料酒各 3 克。

做法

1 牛肉洗净，切成块，焯去血水，捞出沥干；山药洗净，去皮，切成块；黄芪洗净，切片；芡实、桂圆肉分别洗净。

2 汤锅中放入适量清水，放入牛肉块、芡实、山药块、黄芪片、葱段、姜片，淋入料酒，大火煮沸后转小火慢煲 2 小时，放入桂圆肉，小火慢煲 30 分钟，加盐调味即可。

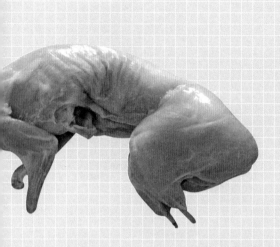

兔肉
补充优质蛋白质

碳水化合物	19.7 克
热 量	102 千卡
推荐用量	40~75 克／日
降糖关键营养成分	优质蛋白质、硒

对糖尿病和并发症的功效

提供优质蛋白质，防止糖异生。兔肉的脂肪和胆固醇含量很低，可提供充足的优质蛋白质，可补充因糖异生而消耗的蛋白质。

完美搭档

| 兔肉 + 黑芝麻 | 兔肉富含蛋白质、卵磷脂，可以保护血管，预防动脉粥样硬化，对心血管疾病有益；黑芝麻含有丰富的天然维生素 E，能增强亚油酸的功能，预防动脉粥样硬化，对糖尿病、高血压等有良好的预防和缓解作用。 |
| 兔肉 + 大蒜 | 兔肉中的维生素 B_1 和蒜素结合会生成稳定的蒜硫胺素，从而提高兔肉中维生素 B_1 的含量，还能延长维生素 B_1 在人体内的停留时间，提高其吸收及利用率。 |

养生营养　兔肉含有蛋白质、烟酸、B 族维生素及铁、锌、硒等矿物质。兔肉还富含大脑和其他器官发育不可缺少的卵磷脂，有利于健脑益智；常吃兔肉能防止皮肤粗糙，使肌肤细嫩光滑。

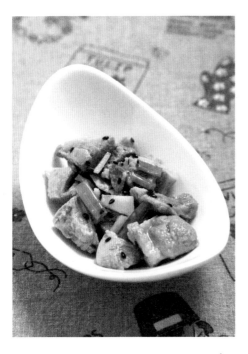

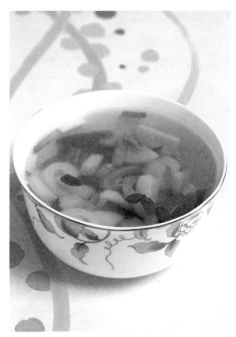

芝麻兔肉

材料 熟黑芝麻 15 克，净兔肉 400 克。

调料 葱段、姜片各 5 克，香油、盐各 3 克。

做法

1 兔肉洗净，凉水入锅，焯去血水，捞出；锅内再放入清水，放入葱段、姜片，放兔肉用小火煮 1 小时，捞出凉凉，剁成块，装盘。

2 碗内放香油、盐调匀，边搅边加入黑芝麻，然后浇在兔肉上即可。

> **烹饪智慧** 兔肉先焯烫，然后煮熟、凉拌，用油少；兔肉切成大块，既不会增加油脂，又能延缓血糖升高速度。

枸杞兔肉汤

材料 去皮兔肉 400 克，竹笋 50 克，枸杞子 15 克。

调料 葱段、姜片、陈皮各 10 克，盐 3 克，胡椒粉少许。

做法

1 将兔肉收拾干净，剁成小块，焯水；枸杞子洗净，浸泡；竹笋洗净，切片。

2 锅内倒入适量清水烧开，加葱段、姜片，放入兔肉块炖 1 小时，加枸杞子、笋片、陈皮，再煮约 15 分钟，加盐、胡椒粉调味即可。

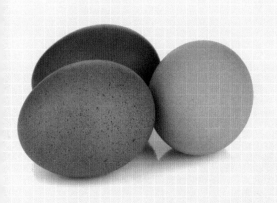

鸡蛋

补充慢性病消耗的营养

碳水化合物 13.3 克

热　　量 144 千卡

推荐用量 60 克（1 个）/ 日

降糖关键营养成分

优质蛋白质、B 族维生素

对糖尿病和并发症的功效

鸡蛋含丰富的容易吸收的优质蛋白及 B 族维生素等糖尿病患者所需的营养物质，既可作为主餐、副食，也可作为加餐食用。现代医学研究证实，每日吃一个鸡蛋不仅可以供给机体营养，还有预防心血管疾病的作用。

完美搭档

| 鸡蛋 + 番茄 | 两者配合，营养更全面，具有抗坏血病、润肤、保护血管、降血压、助消化等作用，还可以健脑抗衰老，预防动脉粥样硬化。 |
| 鸡蛋 + 青豆 | 青豆富含不饱和脂肪酸和大豆磷脂；鸡蛋含有优质蛋白质、脂肪、卵磷脂、多种维生素和铁、钙、钾、磷等多种矿物质，两者搭配食用，可以保护心脑血管。 |

养生营养

鸡蛋中的蛋白质对肝脏组织损伤有修复作用，蛋黄中的卵磷脂可促进肝细胞的再生。鸡蛋还可提高人体血浆蛋白量，增强肌体的代谢功能和免疫功能。此外，鸡蛋对神经系统和身体发育有很大的作用，其中含的胆碱可改善各个年龄组的记忆力。

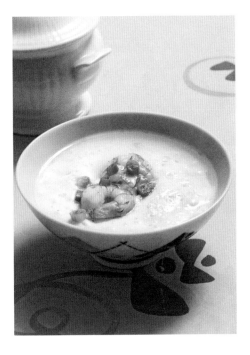

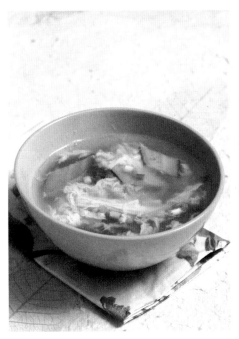

鲜虾蒸蛋

材料 鸡蛋1个，鲜虾2只。

调料 盐、香油、葱末各适量。

做法

1 虾处理干净，取虾仁；鸡蛋磕入碗中
 搅拌均匀，另一碗加盐、温水，搅动
 几下。

2 在容器的内壁均匀地抹上一层香油，
 把蛋液、温盐水倒入容器里搅匀，放
 到锅中隔水蒸。蒸至七八分熟时，加
 入虾仁一起蒸至熟，再加入葱末、香
 油即可。

黄瓜蛋汤

材料 黄瓜200克，番茄100克，鸡蛋
 1个。

调料 盐2克，葱花3克，清汤、香油
 各适量。

做法

1 黄瓜洗净，切薄片；番茄洗净，沸水
 焯烫，撕去外皮，切片；鸡蛋磕入碗
 中，加少许盐搅匀。

2 起油锅烧热，放入黄瓜片略炒，加入
 清汤、盐，大火烧沸，放入番茄片煮
 开，淋入鸡蛋液，关火，撒上葱花，
 淋入香油即可。

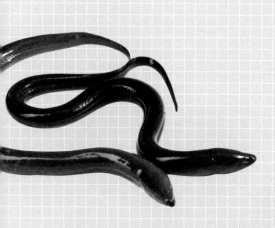

鳝鱼

健脑，调血糖

(碳水化合物) 18.0 克
(热　　量) 89 千卡
(推荐用量) 40~75 克 / 日
(降糖关键营养成分)
鳝鱼素

对糖尿病和并发症的功效

有助于调节血糖。鳝鱼所含的特殊物质鳝鱼素，对延缓血糖上升、调节血糖有一定作用。

完美搭档

| 鳝鱼 + 莲藕 |

鳝鱼和莲藕都含有特殊的黏液，能促进人体对蛋白质的吸收，且两者同食还可以控制血糖。

| 鳝鱼 + 薏米 |

这两种食物一同煲汤食用，脂肪含量低、味道好，是适合糖尿病患者的绝妙搭配。

养生营养　鳝鱼含有蛋白质、钙、磷、铁、维生素 B_1 等营养成分。鳝鱼中含有丰富的 DHA 和卵磷脂，有补脑健身的功效。

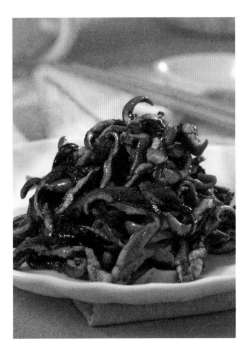
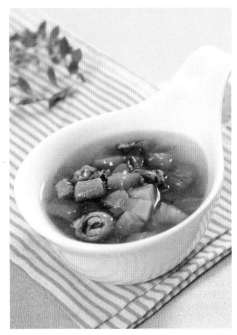

炒鳝鱼丝

材料 鳝鱼丝200克，香菇片30克，
洋葱丝25克。

调料 酱油、料酒、水淀粉、胡椒粉、
盐、植物油各适量。

做法

1. 炒锅置火上，倒入油烧热，放入鳝鱼
   丝煸炒片刻，放入香菇、洋葱炒至
   熟，盛出。

2. 另起一锅，倒油烧热，放入鳝鱼丝、
   洋葱、香菇，调入少量盐、酱油、
   料酒、胡椒粉炒熟，用水淀粉勾芡
   即可。

鳝鱼苦瓜羹

材料 苦瓜150克，鳝鱼肉100克。

调料 葱末10克，姜末5克，盐2克，
胡椒粉1克，水淀粉适量。

做法

1. 苦瓜洗净，去蒂，除瓤和子，切小
   丁；鳝鱼肉洗净，切小丁。

2. 锅置火上，倒油烧至七成热，炒香葱
   末和姜末，放入鳝鱼丁略炒，倒入适
   量清水，大火烧开后转小火煮至鳝鱼
   丁九成熟，下入苦瓜丁煮熟，加盐和
   胡椒粉调味，用水淀粉勾芡即可。

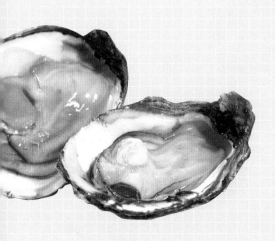

牡蛎

提高葡萄糖的利用率

(碳水化合物) 5.3 克
(热　量) 73 千卡
(推荐用量) 40~75 克 / 日
(降糖关键营养成分) 牛磺酸、锌

对糖尿病和并发症的功效

1 提高葡萄糖的利用率。牡蛎是含锌元素最高的食物，锌是胰腺制造胰岛素的必要元素，还能使肌肉和脂肪细胞对葡萄糖的利用提高。

2 维护神经系统的健康，预防脑卒中。牡蛎含有丰富的锌和牛磺酸，有利于维护神经系统的健康，预防和调理糖尿病周围神经病变。其中维生素 B_{12} 还可抑制血液中同型半胱氨酸的升高，预防脑卒中发生。

完美搭档

| 牡蛎 + 小米 |
| 牡蛎 + 菠菜 |

牡蛎中缺乏色氨酸、蛋氨酸，搭配蛋氨酸和色氨酸含量较高的小米，能更好地发挥控糖作用。

这两种食物一同煲汤食用，脂肪含量低、味道好，是适合糖尿病患者的绝妙搭配。

养生营养

牡蛎含有蛋白质、牛磺酸、维生素 B_{12}、锌、碘、铁、锌、硒等营养成分。牡蛎中含有的牛磺酸可以促进胆汁分泌，有利于脂肪代谢；牡蛎含锌丰富，有改善食欲、促进造血的作用。

清蒸牡蛎

材料 新鲜牡蛎300克。

调料 生抽10克，香油3克。

做法

1 新鲜牡蛎刷洗干净；生抽加香油调成味汁。

2 锅内放水烧开，将牡蛎放入蒸屉，蒸至牡蛎开口，再虚蒸3~5分钟，出锅，蘸味汁食用即可。

专家
指导

牡蛎的健康吃法

牡蛎具有高蛋白、低糖、低脂的优点，煲汤或清蒸食用，营养更容易被人体消化吸收。烹饪时，宜搭配白萝卜、木耳、银耳、菠菜等对血糖控制有益的食材。

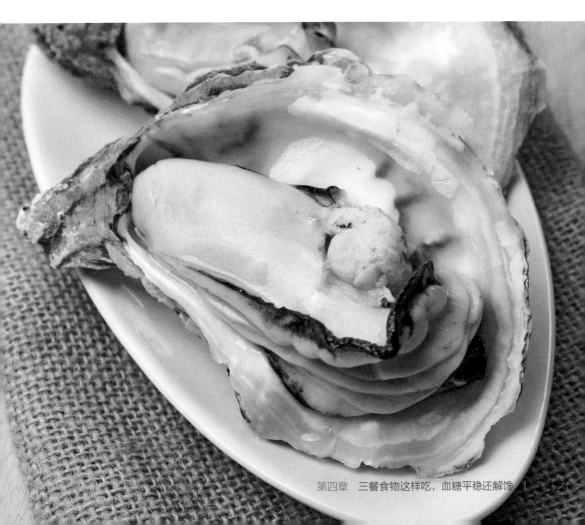

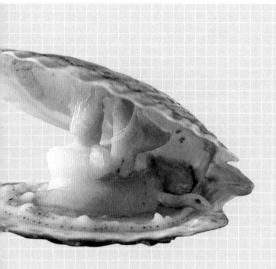

扇贝

辅助调节血糖

碳水化合物	11.1 克
热　　量	60 千卡
推荐用量	40~75 克 / 日
降糖关键营养成分	硒

对糖尿病和并发症的功效

提高胰岛素敏感性，调节糖代谢。扇贝中含有丰富的硒元素，对胰岛素的合成、分泌等有积极作用，辅助调节糖代谢。

完美搭档

| 扇贝 + 大蒜 | 吃扇贝时搭配些大蒜，能延长 B 族维生素在人体内的停留时间。 |
| 扇贝 + 番茄 | 番茄中的膳食纤维搭配扇贝中的牛磺酸，能够增强心脏与肝脏的功能。 |

养生营养　扇贝含有丰富的蛋白质、维生素 B_{12}、磷、钙、钾、硒等营养成分，能促进机体新陈代谢、抗氧化。

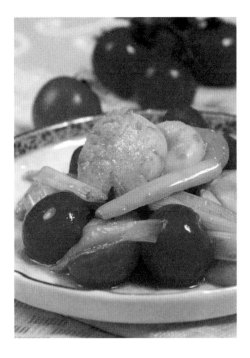

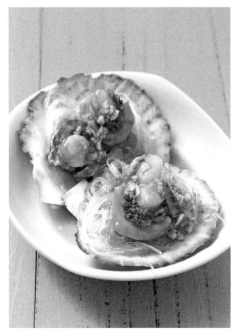

小番茄炒扇贝

材料 扇贝肉、小番茄各 250 克，芹菜
段 30 克。

调料 盐 3 克，葱段、水淀粉各 15 克。

做法

1 扇贝肉、小番茄洗净；小番茄一切
为二；将扇贝肉和小番茄用油滑熟，
捞出。

2 油锅烧热，爆香葱段，加扇贝肉、小
番茄、芹菜段翻炒，加盐和清水烧
沸，用水淀粉勾芡即可。

蒜蓉粉丝蒸扇贝

材料 扇贝 350 克（6 个），泡发粉丝、
蒜蓉各 100 克。

调料 白糖、豉汁各 5 克，盐 3 克，葱
花、姜末各 2 克。

做法

1 扇贝洗净，用小刀把扇贝肉从贝壳上
剔下备用，扇贝壳烫后摆入大盘中。

2 取一小碗，放入白糖、豉汁、蒜蓉、
姜末、盐拌匀。

3 把粉丝放在贝壳上，然后依次放入扇
贝肉，淋上拌好的调料，上笼大火蒸
约 5 分钟后取出，撒上葱花即可。

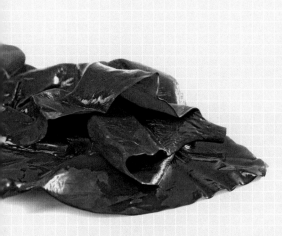

海带

平稳血糖

(碳水化合物) 3.0 克

(热　　量) 15 千卡

(推荐用量) 50~100 克 / 日

(降糖关键营养成分) 膳食纤维

对糖尿病和并发症的功效

1 稳定血糖。海带含有丰富的膳食纤维，有助于稳定血糖。

2 预防糖尿病并发心脑血管疾病。海带含有的多糖有助于胆固醇代谢，预防糖尿病并发心脑血管疾病。

完美搭档

海带 + 豆腐	海带适宜搭配豆腐食用，二者同食，可使体内碘元素保持平衡，发挥碘的降糖效果。
海带 + 生菜	海带中富含铁元素，生菜中的维生素 C 可以促进人体对铁元素的吸收利用，尤其适合贫血患者食用。

养生营养　海带含有丰富的膳食纤维、钙、钾、铁、维生素 B_2、硒等人体不可缺少的营养成分。海带还含有丰富的碘，可以促进甲状腺激素分泌，防止缺碘性甲状腺肿。

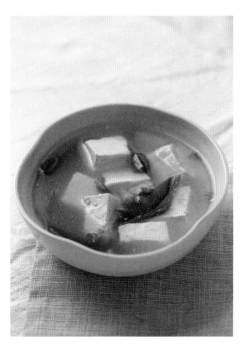

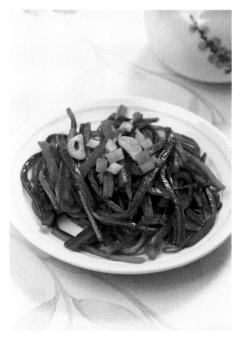

海带豆腐汤

材料 水发海带 200 克，豆腐 100 克，海米 10 克。

调料 植物油 2 克，葱花、姜丝各适量，盐少许。

做法

1 将海带泡发，洗净，沥干，切丝，煮软，过凉；豆腐洗净，切厚片，焯水过凉；海米洗净，用温水泡软备用。

2 油锅烧热，放入姜丝、葱花煸香，放入适量清水，大火烧开，放入海带丝、豆腐片、海米，开锅后小火煮15 分钟，加盐调味即可。

胡萝卜炒海带丝

材料 胡萝卜、水发海带各 100 克，青椒 50 克。

调料 葱花、蒜片、酱油各 5 克，植物油 6 克，醋、盐各适量。

做法

1 胡萝卜洗净，切丝；海带洗净，切丝；青椒洗净，去蒂，切丝。

2 锅置火上，倒入植物油烧至六成热，下入蒜片、葱花爆香，放入胡萝卜丝炒至七成熟，再放入海带丝翻炒片刻，放入青椒丝炒至熟，最后加入醋、盐和酱油，炒匀即可。

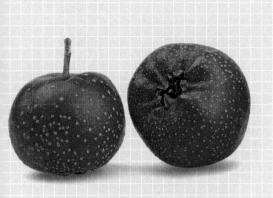

山楂
预防糖尿病血管并发症

（碳水化合物）25.1 克
（热　　量）102 千卡
（推荐用量）3~4 个 / 日
（降糖关键营养成分）山楂酸

对糖尿病和并发症的功效

稳定血糖。山楂中的山楂酸有助于稳定血糖。

完美搭档

| 山楂 + 牛肉 | 山楂适宜搭配牛肉食用，因为其富含的维生素 C 能够促进人体对牛肉中铁质的吸收，有预防糖尿病患者贫血的功效。 |
| 山楂 + 草莓 | 二者搭配食用能够增加胃肠蠕动，提高消化系统功能，预防便秘。糖尿病患者可榨汁饮用，能促进食欲。 |

养生营养　山楂含有丰富的维生素 C、山楂酸、果胶、解脂酶及钙质。山楂所含的解脂酶能促进脂类食物的消化；山楂所含的黄酮类和维生素 C 等可对抗自由基，调节免疫力。

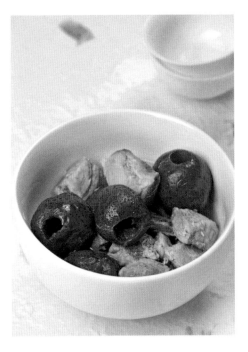

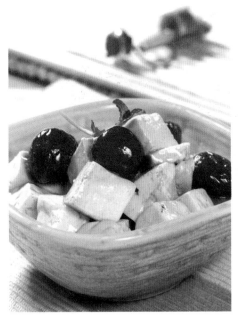

山楂炖牛肉

材料 山楂50克，牛瘦肉50克。

调料 葱花、姜片、花椒粉各适量，盐
1克，植物油5克。

做法

1 山楂洗净，去子和蒂；牛瘦肉洗净，
切块，放入开水中焯去血水。

2 炒锅加油烧至七成热，爆香葱花、姜
片、花椒粉，放牛肉块翻炒匀，倒
入开水和山楂小火炖熟，加盐调味
即可。

山楂烧豆腐

材料 鲜山楂30克，豆腐300克。

调料 葱花、姜末各10克，盐3克，
植物油6克。

做法

1 山楂用清水浸泡5分钟，洗净，去蒂
除子，切小块；豆腐洗净，切小块。

2 锅置火上，倒油烧至七成热，炒香葱
花、姜末，放入豆腐块翻炒均匀，加
少量清水大火烧开，转小火烧5分钟，
下入山楂略炒，加盐调味即可。

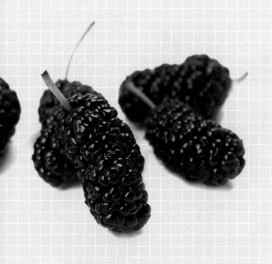

桑葚

保护胰岛 β 细胞

(碳水化合物) 13.8 克

(热　　量) 57 千卡

(推荐用量) 30~50 克 / 日

(降糖关键营养成分)
芦丁、苹果酸、花青素

对糖尿病和并发症的功效

　　抗氧化，保护胰岛 β 细胞。桑葚中含有抗氧化能力很强的花青素，可清除自由基，保护胰岛 β 细胞；所含的芦丁能保护毛细血管壁，对预防糖尿病患者视网膜出血有一定作用。

完美搭档

桑葚 + 乌梅

桑葚 + 黑芝麻 + 核桃仁

桑葚和乌梅、紫葡萄等紫黑色食物搭配食用，可增强机体抗氧化能力。

鲜桑葚和黑芝麻、核桃仁搭配，用温开水调服，可以缓解糖尿病性腰膝酸软症状。

养生营养

桑葚含有膳食纤维、维生素 E、维生素 C、苹果酸、芦丁、花青素、钙等营养成分。桑葚可改善皮肤和毛发血液供应，营养肌肤，使头发乌黑，并能延缓衰老。

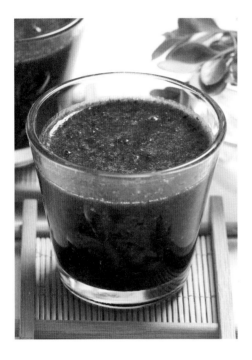

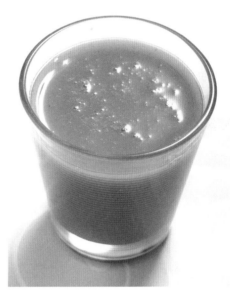

桑葚葡萄乌梅汁

材料 桑葚、葡萄各50克，乌梅20克。

做法

1 桑葚洗净；葡萄洗净，去子，切碎；乌梅洗净，去核，切碎。

2 将桑葚、葡萄、乌梅放入榨汁机中搅打即可。

绿豆桑葚豆浆

材料 黄豆50克，绿豆15克，桑葚20克。

做法

1 黄豆用清水浸泡8~12小时，洗净；绿豆用清水浸泡2小时，淘洗干净；桑葚洗净。

2 将上述食材倒入全自动豆浆机中，加水至上下水位线之间，按下"豆浆"键，直至豆浆机提示豆浆做好，凉至温热饮用即可。

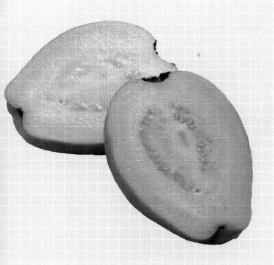

番石榴

保护血管，清肠通便

(碳水化合物) 14.2 克

(热　　量) 53 千卡

(推荐用量) 1~2 个 / 日

(降糖关键营养成分)

维生素 C、膳食纤维

对糖尿病和并发症的功效

1 控制血糖。番石榴含有的膳食纤维有利于控制血糖，减轻糖尿病患者的症状。

2 预防血管病变。番石榴中维生素 C 的含量十分丰富，可清除自由基，预防糖尿病引起的血管病变。

完美搭档

| 番石榴 + 猪肉 | 番石榴富含维生素 C，能够促进人体吸收猪肉中的铁，从而增长体力，预防糖尿病性贫血，还有益于皮肤健康，保持面色红润。 |
| 番石榴 + 豆类 | 吃黄豆、红小豆等豆类食物后宜适当进食番石榴，因为番石榴中维生素 C 的含量很高，能够促进豆类食物中非血红素铁的吸收。 |

 养生营养　番石榴含有丰富的维生素 C、膳食纤维、钾等营养素，常吃能抗老化，增强新陈代谢，清肠通便。

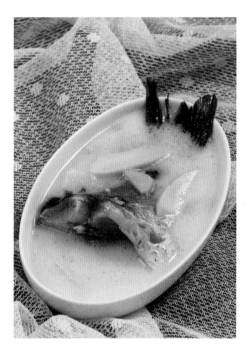

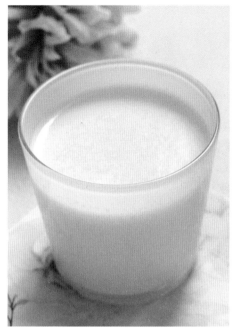

番石榴煲鱼尾

材料　番石榴50克，鱼尾100克。

调料　生姜3片，料酒10克，盐3克，
植物油5克。

做法

1 鱼尾洗净，用盐和料酒腌渍20分钟
左右；番石榴洗净，去皮后切成块。

2 锅置火上，倒油烧热，放入姜片和鱼
尾稍煎，倒入适量清水，加入番石榴
块，大火烧开，转小火煲1小时，至
汤变成奶白色，加盐调味即可。

番石榴牛奶

材料　番石榴200克，牛奶200克。

做法

1 番石榴洗净后剖开，挖出中间较软的
部分和子，果肉切小块。

2 将番石榴块、牛奶一起放入榨汁机中
搅打均匀即可。

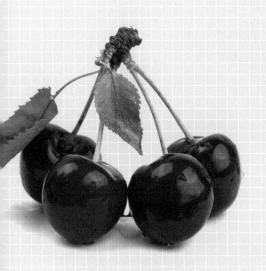

樱桃

促进胰岛素生成

碳水化合物 10.2 克

热　　量 46 千卡

推荐用量 100~150 克 / 日

降糖关键营养成分

花青素、维生素 E

对糖尿病和并发症的功效

抗氧化，预防并发心血管疾病。樱桃中富含的花青素是很强的抗氧化剂，有助于预防心血管并发症的发生。此外，樱桃含有丰富的维生素 E，有利于保护上皮细胞完整性，保护血管，对预防并发心血管疾病有益。

完美搭档

| 樱桃 + 牛奶 | 二者所含的维生素、花青素、钙等营养素，有利于糖尿病高危人群控制血糖。 |
| 樱桃 + 西米 | 樱桃和西米一同煮粥食用，不但能够控制血糖上升，而且樱桃含有丰富的铁元素，对预防贫血也有不错的效果。 |

养生营养　樱桃含有胡萝卜素、维生素 C、维生素 E、钾等营养成分。樱桃胡萝卜素含量较高，有明目、抗衰老的作用；樱桃还含有花青素等，有抗氧化作用，有助于预防毛细血管破裂引起的出血。

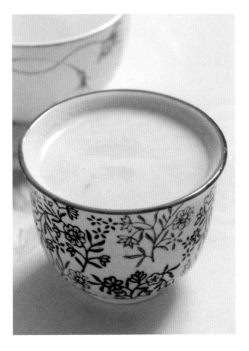 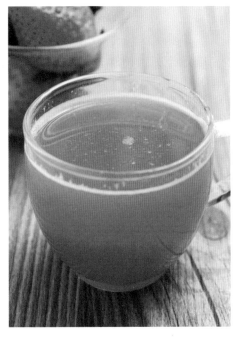

樱桃奶汁

材料 樱桃 100 克，牛奶 300 克。

做法 樱桃洗净，去核，榨成果汁，兑入牛奶搅匀后饮用即可。

烹饪智慧

樱桃洗干净后，可放置在餐巾纸上吸除残余水分，干燥后再去核，装入榨汁机。这样可以避免多余水分混入奶汁中，确保口味更佳纯正。

草莓葡萄柚汁

材料 草莓块 50 克，葡萄柚 150 克。

调料 蜂蜜适量。

做法

1 葡萄柚洗净，去皮、去核，切块。

2 将葡萄柚与草莓倒入全自动豆浆机中，加入适量凉饮用水，按下"果蔬汁"键，豆浆机提示做好后，加入蜂蜜搅匀即可。

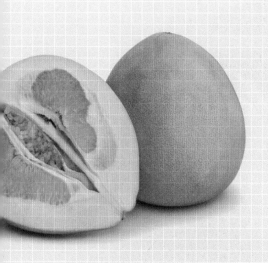

柚子

减少自由基对胰岛 β 细胞的损害

(碳水化合物) 9.5 克

(热　　量) 42 千卡

(推荐用量) 50~100 克 / 日

(降糖关键营养成分)

维生素 C、橙皮苷

对糖尿病和并发症的功效

减少自由基对胰岛 β 细胞的损害。柚子中含有丰富的维生素 C、橙皮苷等，可增强胰岛素活性，减少自由基对胰岛 β 细胞的损害。

完美搭档

| 柚子 + 番茄 | 柚子调脂降糖，番茄降压护心，两者配合，有降血糖、降血脂、降血压等功效，有助于预防糖尿病合并血管病变。 |
| 柚子 + 生菜 | 两者可以和海鲜一起拌沙拉食用，既能解除油腻感，又能避免摄入过多脂肪和胆固醇。 |

养生营养　柚子含有维生素 C、橙皮苷、铬、钾等营养成分。柚子含有的橙皮苷可保护毛细血管，对预防脑出血有一定作用。柚子含有维生素 C、橙皮苷、铬、钾等营养成分。柚子含有的橙皮苷可保护毛细血管，对预防脑出血有一定作用。

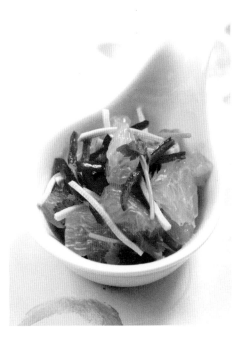
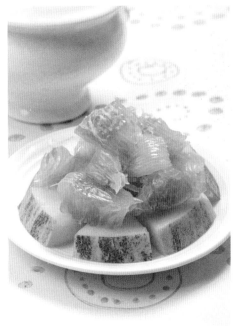

三丝拌柚块

材料 柚子200克，红椒、豆腐丝各
　　　 25克。

调料 香菜5克，橄榄油2克。

做法

1 柚子去皮，果肉切块；香菜择洗干
　净，切段；红椒洗净，去蒂除子，切
　丝；豆腐丝洗净，放入沸水中焯透，
　捞出，过凉，沥干水分。

2 柚子肉、香菜段、红椒丝、豆腐丝放
　入同一个盘中，加盐和橄榄油拌匀
　即可。

柚子哈密瓜

材料 柚子、哈密瓜各100克。

做法

1 哈密瓜洗净，纵向切开，去子，横向
　切成2厘米厚的片，在盘中摆成空心
　的圆形。

2 柚子洗净，去皮，分小瓣，放在由哈
　密瓜片摆成的空心圆内。

3 牙签放在盘边，食用时用牙签插取哈
　密瓜片和柚子瓣即可。

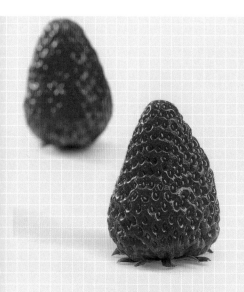

草莓

降压，润肤

> (碳水化合物) 7.1 克
>
> (热　　量) 32 千卡
>
> (推荐用量) 100~200 克 / 日
>
> (降糖关键营养成分)
> 膳食纤维、维生素 C

对糖尿病和并发症的功效

　　防治眼部病变及高血压。草莓中的胡萝卜素能转化为维生素 A，可防治糖尿病引起的眼部病变。草莓中的钾有利尿消肿的作用，有助于防治糖尿病并发高血压。

完美搭档

| 草莓 + 牛奶 | 草莓富含维生素 C 和膳食纤维，牛奶富含优质蛋白质和钙，两者搭配，营养上互相补充。 |
| 草莓 + 西瓜 | 草莓中含有多种抗氧化剂，有助于改善血液循环；西瓜能凉血，两者搭配可保护心血管。 |

养生营养　草莓含有维生素 C、胡萝卜素、膳食纤维、钾、铁等多种营养成分，具有美白润肤、降压调脂的功效。

芒果菠萝草莓汁

材料 芒果、菠萝各 50 克，草莓 20 克。

做法

1 芒果去皮、去核，切块；菠萝去皮，切小块；草莓洗净，去蒂，切块。

2 将上述食材全部倒入全自动豆浆机中，加入少量凉白开，按下"果蔬汁"键，搅打均匀后倒入杯中即可。

草莓最好现买现吃

草莓越新鲜，维生素 C 的含量就越高，现买现吃是一种既简便又科学的食用方法。糖尿病患者最好将草莓整果食用。洗干净的草莓不要马上吃，最好再用淡盐水浸泡 5 分钟，以杀灭草莓表面残留的有害微生物。另外，不要用洗涤灵等清洁剂浸泡草莓，这些物质很难清洗干净，容易残留在果实中，造成二次污染。

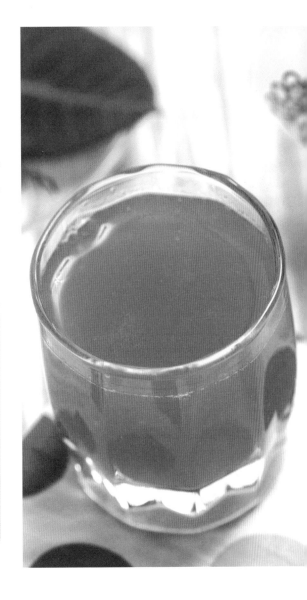

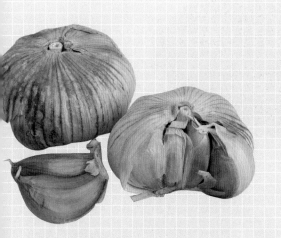

大蒜

促进胰岛素分泌、降低胆固醇

碳水化合物 27.6 克

热 量 128 千卡

推荐用量 8~10 瓣 / 日

降糖关键营养成分 大蒜素

对糖尿病和并发症的功效

1 促进胰岛素分泌。大蒜中的大蒜素有助于促进胰岛素的分泌，恢复胰岛素自身调节血糖的能力。

2 降低胆固醇。经常吃生大蒜，对于降低胆固醇有一定作用，利于糖尿病患者预防并发动脉粥样硬化、冠心病和脑血管病。

完美搭档

大蒜 + 瘦肉

瘦肉含维生素 B_1，与大蒜的大蒜素结合，可使维生素 B_1 的析出量提高，延长维生素 B_1 在人体内的停留时间，还能促进血液循环。

养生营养 大蒜含有膳食纤维、胡萝卜素、挥发油、大蒜素及钙、磷、铁、硒等营养成分。大蒜中的大蒜素等具有抗菌消炎作用。

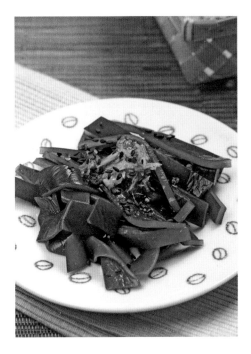

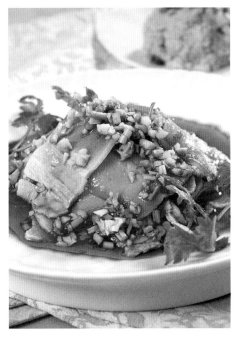

蒜香海带

材料 海带 100 克，熟黑芝麻 5 克，大蒜 20 克。

调料 盐、香油各 3 克，醋 8 克。

做法

1 将大蒜去皮，磨成泥；海带洗净后过滚水焯烫，捞出沥干。

2 将海带切成条，倒入蒜泥，再加入醋、香油、盐和黑芝麻搅拌均匀即可。

蒜泥肉片

材料 猪瘦肉 200 克，大蒜 25 克。

调料 香菜末、酱油各适量，香油 2 克。

做法

1 猪瘦肉洗净，煮熟，切片，装盘；大蒜去皮，捣成蒜泥，加酱油和香油调匀。

2 将蒜泥淋在肉片上，然后撒上香菜末即可。

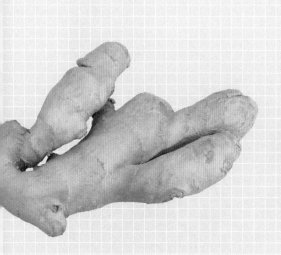

姜

辅助调理糖尿病

(碳水化合物) 10.3 克

(热　　量) 46 千卡

(推荐用量) 10 个 / 日

(降糖关键营养成分) 姜黄素

对糖尿病和并发症的功效

改善脂质代谢紊乱。姜中的姜黄素不但具有一定的抗肿瘤、抗诱变作用，还能改善糖尿病所伴随的脂质代谢紊乱，辅助调理糖尿病。

完美搭档

| 生姜 + 羊肉 | 吃羊肉时适宜搭配些生姜。因为生姜既能去除羊肉的腥膻味，又有助于羊肉温阳祛寒，可辅助调理腰背冷痛、四肢风湿疼痛等。 |
| 生姜 + 醋 | 不仅能缓解恶心、呕吐等症状，还能软化血管，预防动脉粥样硬化。 |

养生营养 姜含挥发油，主要为姜醇、姜烯、水芹烯、柠檬醛。姜的挥发油能增强胃液的分泌和肠壁蠕动，促进消化吸收，还有止吐作用。

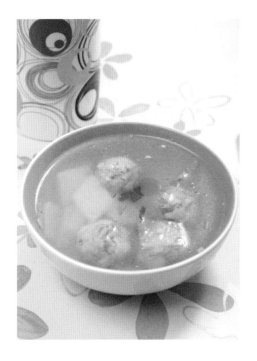

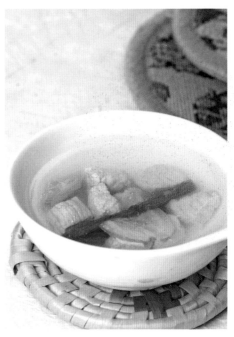

冬瓜肉丸汤

材料　冬瓜100克，猪瘦肉50克。

调料　生姜15克，香菜碎适量，盐、
香油各2克。

做法

1. 冬瓜去皮除子，切片；生姜洗净，一
部分切丝，另一部分切成末；猪瘦肉
洗净，剁成肉馅，加姜末，朝一个方
向搅打至上劲。

2. 锅置火上，加适量清水和姜丝，将肉
馅做成肉丸子，放入锅里煮熟，倒入
冬瓜片煮熟，用盐和香油调味，撒上
香菜碎即可。

当归生姜羊肉汤

材料　羊肉50克，生姜20克，当归
10克。

调料　盐、香油各2克。

做法

1. 羊肉洗净，切小块，用沸水焯烫去血
水；当归洗净浮尘，包入纱布袋中；
生姜洗净，切片。

2. 砂锅放入羊肉、当归、生姜后置火
上，倒入没过食材的清水，大火煮开
后转小火煮至羊肉烂熟，取出当归和
生姜，加盐调味，淋入香油即可。

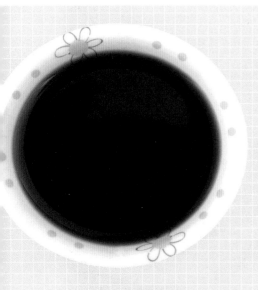

醋

开胃促食，调血糖

(碳水化合物) 4.9 克

(热 量) 31 千卡

(推荐用量) 20~40 克 / 日

(降糖关键营养成分) 醋酸

对糖尿病和并发症的功效

降低食物生糖指数。醋中的醋酸可降低蔗糖酶等双糖酶的活性，使食物的生糖指数降低，有利于改善糖尿病患者的病情。

完美搭档

| 醋 + 维生素 C | 在烹调含有维生素 C 的食物时，适当加一些醋，可以防止维生素 C 遭到破坏，从而帮助糖尿病患者降糖。 |
| 醋 + 土豆 | 土豆营养丰富，但它含有微量的有毒物质龙葵素。若在土豆中加入醋，则可以有效地分解龙葵素。 |

养生营养　醋含有乳酸、醋酸、琥珀酸、氨基酸、钾、铁、维生素 B_2 等多种营养物质。醋中的挥发性物质及氨基酸等有助于激发食欲、增强消化吸收功能；醋中丰富的营养物质可提高肝脏的解毒能力，具有保护肝脏的作用。

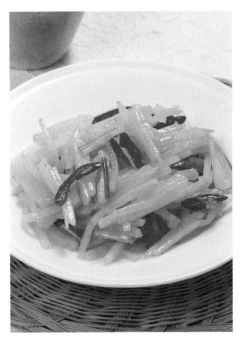

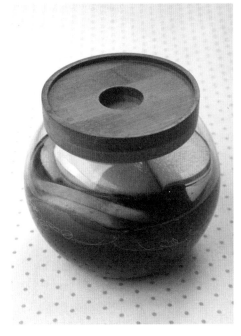

醋熘土豆丝

材料 土豆300克，红椒少许。

调料 醋、葱段、花椒各适量，植物油
4克。

做法

1 土豆洗净去皮，切细丝，放入凉水中
浸泡10分钟，沥干水分；红椒洗净
切丝。

2 锅内放油烧热，下花椒炸至表面开始
变黑，捞出，放入红椒丝，倒入土豆
丝，翻炒几下，放醋、盐，等土豆丝
差不多熟了加入葱段拌匀即可。

苹果醋

材料 苹果、米醋各500克。

调料 木糖醇100克。

做法

1 将苹果洗净，晾干表面的水分，切
开，去核，再切成厚片。

2 按一层苹果一层木糖醇的方式将苹果
片放入干净的玻璃瓶，倒入米醋。

3 盖上盖子，密封后置于阴凉处3个月
以上。

4 将苹果捞出，将苹果醋装入玻璃瓶中
保存，饮用时加水稀释。

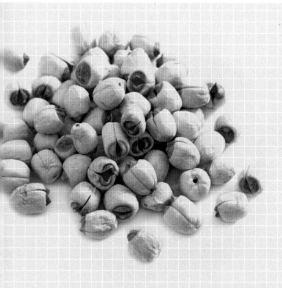

莲子

调脂降压，安神

(碳水化合物) 67.2 克

(热　　量) 350 千卡

(推荐用量) 10~30 克 / 日

(降糖关键营养成分) 莲心碱

对糖尿病和并发症的功效

辅助治疗 2 型糖尿病。莲子心中的莲心碱对于 2 型糖尿病患者减轻乏力、多饮、多尿症状及降低血总胆固醇等有一定的临床意义。

完美搭档

| 莲子 + 花生 | 莲子中的钙与花生中的维生素 K 结合，可强化人体对钙的吸收，帮助骨骼生长。 |
| 莲子 + 南瓜 | 有助于稳定血糖，还能扩张血管，降低血压。 |

养生营养 莲子含有蛋白质、B 族维生素、维生素 C、钙、铁、磷等营养成分。莲子心所含的生物碱具有一定的降压作用，还有较强的抗心律不齐作用；莲子中所含的棉子糖具有很好的滋补功效，适宜久病、产后或老年体虚者食用。

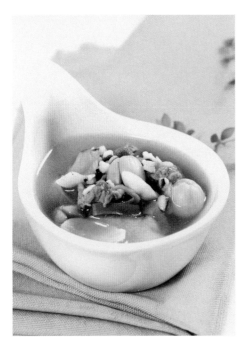

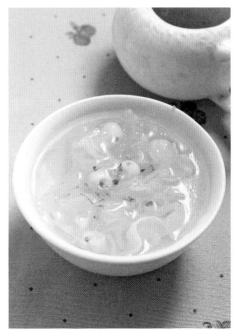

莲子芡实猪肚汤

材料 猪瘦肉 50 克，猪肚 30 克，怀山药 50 克，莲子 20 克，芡实、百合各 15 克。

调料 盐适量，生姜 3 片。

做法

1 莲子洗净，去心，用清水浸泡 15 分钟；猪瘦肉、猪肚分别洗净，焯水，切块；怀山药洗净，切块；芡实、百合分别洗净。

2 瘦肉块、猪肚块、怀山药块、莲子、芡实、百合、姜片放入锅内，加入适量清水，大火煮沸后改为小火煲 2 小时，调入盐即可。

银耳莲子汤

材料 干银耳 1 朵，莲子 10 克。

调料 冰糖少许。

做法

1 银耳用清水泡发，洗净，去蒂，撕成小朵；莲子洗净，用清水泡透，去心。

2 砂锅倒入适量温水置火上，放入银耳、莲子，倒入没过锅中食材 3 厘米的温水，大火煮开后转小火煮 1 小时，加冰糖煮至化开即可。

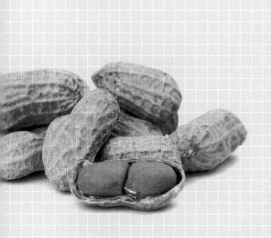

花生

增加血管弹性

(碳水化合物) 21.7 克

(热　　量) 574 千卡

(推荐用量) 20 克 / 日

(降糖关键营养成分) 花生四烯酸

对糖尿病和并发症的功效

预防糖尿病并发心血管疾病。花生含有大量的花生四烯酸，有利于增强血管弹性、降低血液黏度，预防心血管疾病。

完美搭档

花生 + 红葡萄酒 红葡萄酒中含有阿司匹林成分，花生中含白藜芦醇，二者同吃能预防血栓形成。

花生 + 菠菜 菠菜含有大量的膳食纤维，与脂肪含量较高的花生搭配食用，对糖尿病患者更有益。

 养生营养 花生含有蛋白质、脂肪、维生素 E、烟酸、卵磷脂、钾、磷、镁、硒等营养成分，有助于增强记忆力，延缓脑功能衰退，还能预防癞皮病。

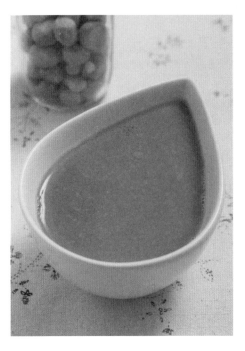

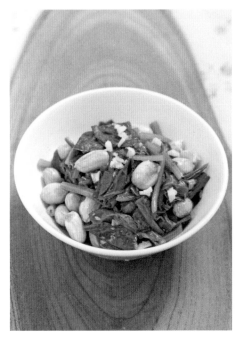

芝麻花生黑米汁

材料 黑米50克，花生米、黑芝麻各
10克。

调料 木糖醇。

做法

1 黑米淘洗干净，用清水浸泡2小时；
花生米洗净；黑芝麻洗净，沥干水
分，擀碎。

2 把上述材料一同倒入豆浆机中，加
水至上下水位线之间，按下"五谷"
键，煮至豆浆机提示做好，加木糖醇
调味即可。

花生拌菠菜

材料 菠菜250克，熟花生米20克。

调料 蒜末、盐、醋各3克，香油少许。

做法

1 菠菜洗净，焯熟捞出，过凉，切成
小段。

2 将菠菜段、花生米、蒜末、盐、醋、
香油拌匀即可。

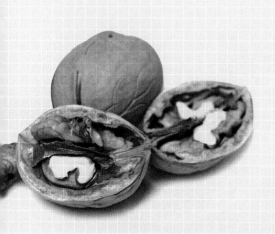

核桃
有效稳定血糖

(碳水化合物) 19.1 克

(热　　量) 646 千卡

(推荐用量) 2~3 个 / 日

(降糖关键营养成分) ω-3 脂肪酸

对糖尿病和并发症的功效

缓解胰岛素抵抗。核桃含 ω-3 脂肪酸，有助于缓解 2 型糖尿病患者早期阶段的胰岛素抵抗问题，减少机体对葡萄糖的吸收。

完美搭档

| 核桃 + 黑芝麻 | 核桃有很好的补脑功效，黑芝麻中的维生素 E 有助于延缓衰老，二者搭配可增强智力、延缓衰老，并迅速补充体力。 |
| 核桃 + 玉米 | 玉米富含氨基酸与矿物质，可促进生长发育；核桃富含人体必需的多不饱和脂肪酸。二者搭配食用，可增强体力和免疫力。 |

养生营养　核桃含有蛋白质、维生素 B_2、维生素 E、磷脂、钙、磷、铁、多不饱和脂肪酸等营养成分。核桃中的磷脂对脑神经有良好的保健作用，可以滋养脑细胞，增强脑功能。

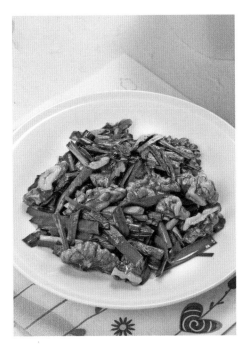

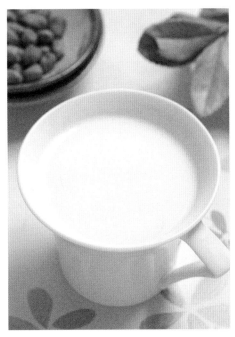

核桃仁炒韭菜

材料 韭菜 200 克，核桃仁 50 克。

调料 盐 3 克，植物油 3 克。

做法

1 韭菜洗净，切段；核桃仁浸泡，沥干，炒至金黄色，盛出。

2 锅内倒油烧热，下韭菜段，加盐炒匀，倒入核桃仁翻炒几下即可。

> **烹饪智慧** 先把核桃放在蒸屉内蒸上三五分钟，取出即放入冷水中浸泡三分钟，捞出来用锤子在核桃四周轻轻敲打，破壳后就能取出完整核桃仁。

核桃花生豆浆

材料 黄豆 40 克，核桃仁 15 克，花生米 10 克。

做法

1 黄豆洗净，用清水浸泡 4 小时；花生米洗净；核桃仁洗净，掰小块。

2 将核桃仁、黄豆、花生米一起放进豆浆机内，加入清水至上下水位线之间，按下"五谷豆浆"键，提示豆浆已煮好，放置几分钟后过滤去豆渣即可。

专题

饱腹指数（SI），
让糖尿病患者吃饱吃好

对糖尿病患者来说，控制饮食犹如一道关口，往往感到饥饿难忍，特别是刚患糖尿病的人，限制进食量以后经常感到很饿。如何解决这一问题呢？

饱腹指数越高的食物越顶饿

每种食物产生的饱腹感不尽相同。有些东西吃一点儿就饱，有些东西吃很多都不觉得撑。为了测试哪种食物能够提供最佳的饱腹感，澳大利亚的研究者开发了一个饱腹感等级表，称为"饱腹指数"（SI）。"饱腹指数"是对日常食用的 38 种同等热量的食物所带来饱腹感的比较。

饱腹指数越高的食物，饱腹感越强，越能在碳水化合物摄入量不超标的前提下，满足人的口腹之欲。我们也可以简单理解为，饱腹指数越高的食物越顶饿，这对糖尿病患者控制食量大有好处。

表中排名在前的大都是水分或者膳食纤维含量高而脂肪含量低的食物，比如橙子、苹果等。其中土豆成为饱腹指

食物名称	饱腹指数
土豆	323
鱼类	225
燕麦片粥	209
橙子	202
苹果	197
牛肉	176
葡萄	162
全麦面包	157
爆米花	154
鸡蛋	150
奶酪	146
米饭	138
豌豆	138
曲奇	127
香蕉	118
炸薯条	116
白面包	100
雪糕	96
薯片	91
酸奶	88
花生	84
蛋糕	65

数最高的食物，比白面包高3倍多。排在土豆之后的依次是鱼类、燕麦片粥、橙子、苹果等。

吃得少又能饱的秘诀

利用饱腹感的原理对日常膳食进行调整，在含有同样热量的情况下，食物的脂肪含量越高，饱腹感就越低；蛋白质含量越高，饱腹感就会越强。体积大的食物比较容易让人有饱腹感，此外，食物的饱腹感还和其中的膳食纤维含量有密切关系，纤维含量高、颗粒粗、咀嚼速度慢，则食物的饱腹感增强。

（SI）应用1

1个鸡蛋很顶饿

研究发现，早餐摄取蛋类蛋白质的人，比早餐只吃小麦蛋白质的人更不容易饿。原来，鸡蛋可延缓胃的排空速度，延长餐后的饱腹感，同时，鸡蛋中的优质蛋白质和脂肪能提供持续平稳的热量，不仅更耐饿，还使人整个上午精力充沛。

蛋类的吃法多种多样，带壳水煮蛋、蒸蛋是最佳的吃法，煎蛋维生素损失较大。做带壳水煮蛋，鸡蛋应该冷水下锅，慢火升温，沸腾后微火煮3分钟，停火后再闷5分钟。

（SI）应用2

耐饿蔬菜先吃

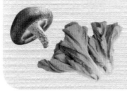

菌类（各种蘑菇、木耳等），藻类（海带、裙带菜、紫菜等），菜花，豆角，各种深绿色的叶菜（菠菜、苋菜、芥菜、芥蓝、空心菜、韭菜、茼蒿、油菜、小白菜等），都是膳食纤维高、热量低而且特别能填充胃的蔬菜。它们虽然几乎不含淀粉，却能让人有饱腹感，而且这种饱腹感能持续较长时间。

这些低热量的蔬菜，糖尿病患者可以先吃、多吃，然后再吃主食，以延缓血糖的上升速度。

（SI）应用3

1根黄瓜帮你
对抗饥饿

减少了饭量，饥饿是必然要面对的问题，糖尿病患者不妨随身带一根黄瓜。黄瓜的含糖量不到5%，但能很好地增加饱腹感，对糖尿病患者而言，是不错的解饿食物。两餐之间感到饥饿时，吃一根或半根黄瓜，相当于加餐一次。另外，正在减饭量的糖尿病患者，还可以在饭前吃半根黄瓜，帮助减少正餐的饭量。

另外，番茄、白萝卜、生菜等，水分大、热量低、体积大，都可用来充饥，能起到增加饱腹感的作用。

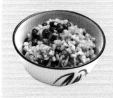

（SI）应用4

粗杂粮要比
细粮抗饿

膳食纤维能增加饱腹感，减少饥饿感。

选用粗杂粮代替精细粮，可以产生更强的饱腹感，如荞麦面、玉米面、二合面（玉米面、黄豆面）、三合面（玉米面、黄豆面、白面）制作的馒头、面条等。这类高膳食纤维食物可以延缓胃排空，而且可溶性纤维在肠内形成凝胶等而使糖的吸收减慢，同时增加机体耐饥饿的能力。

糖尿病患者在煮饭的时候，不妨用部分糙米、大麦、燕麦、小米、玉米粒等粗粮和白米等细粮"合作"。最好先把粗粮在水里泡一夜，以便煮的时候与米同时煮熟。

另外，煮饭时加入绿色的豌豆、黄色的玉米粒，既美观，又提供了丰富的类胡萝卜素，有利于预防糖尿病合并眼病；选择紫米、黑米、红米与白米搭配食用，能提供大量的花青素类抗氧化成分，对预防糖尿病合并心血管疾病有一定作用。

第五章

糖尿病并发症的
三餐方案

合并高血压

扫一扫，看视频

以 20~25 千卡 / 千克摄入热量

全天总热量摄入应控制在 20~25 千卡 / 千克标准体重，应采用"糖尿病限脂、限盐饮食"或"糖尿病低脂、低盐饮食"。

减少膳食脂肪，补充适量优质蛋白质

过多摄入脂肪是高血压的一个危险因素，因此糖尿病合并高血压患者要控制膳食脂肪的摄入。比如，食物油炸后脂肪含量往往很高，可以将油炸方法变为焗烤。所谓焗烤，就是将食物调好味，用锡箔纸包好，放入烤箱中做熟。焗烤的食物不仅味道鲜美，而且也不用担心致癌物、脂肪高等问题。

做蔬菜沙拉时，不要使用沙拉酱等可能含有反式脂肪酸的调料，可以自制油醋汁，即一勺香油或亚麻籽油（或橄榄油），搭配半勺醋（白醋、红醋均可）；或者依口味适当加些柠檬汁调味，酸甜可口。至于花生酱，可用花生碎替代。

脂肪摄入少了，可适当补充优质蛋白质，常食富含优质蛋白的鱼类（如青鱼、武昌鱼、黑鱼等河鱼）、豆制品、海蜇、鸡蛋白及脱（低）脂牛奶等。

每日摄入富含纤维素和钾的蔬果

高纤维素饮食可以促进血压及血糖的下降。建议常吃绿叶菜、胡萝卜、洋葱、番茄、白菜、山药、南瓜、竹笋、芹菜、蘑菇、黑木耳、香菇等。

另外，补充钾盐可使升高的血压显著下降，同时观察到体重也有所下降。因此，应多食含钾的蔬菜（菠菜、苋菜、香菜、油菜、圆白菜、芹菜等）和果仁。

选择性多吃新鲜水果，如青苹果、柚子、猕猴桃、西瓜、橙子等，这些蔬果富含膳食纤维，是高钾低钠食材，对控制血压很有帮助。

适当多食含钙量较多的食物

充分的钙能增加尿钠排泄，减轻钠对血压的不利影响，有利于降低血压。而流行病学调查研究也证实，摄入钙量多者血压反而低。因此，适当多食含钙量较多的牛奶、海带、豆腐等食品有利于病情的控制。

严格限盐，建议 3~5 克 / 日

限制钠盐，建议3~5克 / 日，不吃或少吃加工食品，如咸肉、火腿、咸菜、腐乳等。建议早上尽量不要吃含盐的食物。然而，炒菜时肯定要加盐，区别只在于量的多少。因此，高血压患者要想办法，在一日三餐中协调好盐的用量。

早餐时可以喝些原味粥，吃些馒头，再用醋凉拌一盘芹菜，清爽、可口。也可以煮一碗燕麦片粥，然后加一袋低脂牛奶调味。

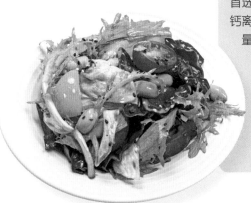

专家指导

适当运动和减轻体重

对糖尿病合并高血压患者，应坚持适当运动和控制体重等非药物治疗，这是非常重要的措施。它一方面可改善机体组织对胰岛素的敏感性，减少胰岛素和其他降糖药的剂量；另一方面对轻中度高血压有明显的降压作用。患者可选择散步、打太极拳等中低强度的运动方式。运动后以不发生头晕、心慌气短，不感到疲劳为度。如果运动结束后1小时心跳频率还是高于平时，那就说明运动强度过大。运动后晚上难以入睡，或第二天过于疲乏醒不来，也提示运动强度过大。尤其是对中度以上的高血压患者，尤其注意不能进行高强度、剧烈的运动。

选用降压药物治疗

选择降压药物时要注意糖尿病患者常常合并体位性低血压、肾病、高脂血症、冠心病、胰岛素抵抗，与非糖尿病患者有所不同，应兼顾和不加重这些病情。首选药物有血管紧张素转换酶抑制剂、钙离子拮抗剂等，需要时还可加用小剂量利尿剂。

要想治疗糖尿病合并高血压，必须积极控制糖尿病，尽量改善机体组织对胰岛素的敏感性，同时还应有效地控制血压，使之达到正常范围内。但应避免使用影响胰岛素代谢的降压药物。

三餐带量食谱举例

早餐

共 427 千卡

豆腐脑
豆腐脑 200 克

包子
面粉 75 克，鸡蛋 1 个，
茴香 150 克，香油 3 克

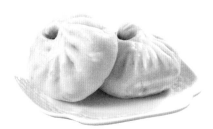

午餐

共 327 千卡

米饭
大米 75 克

炒南瓜丝
南瓜 150 克，
植物油 2 克

鸭肉煲
鸭肉 60 克，笋干 20 克，芋头 50 克，
植物油 2 克

加餐
西瓜
100 克

晚餐

共 297 千卡

米饭
大米 75 克

清炒木耳菜
木耳菜 200 克，
植物油 2 克

紫菜火腿汤
火腿 20 克，紫菜 10 克，香油 2 克

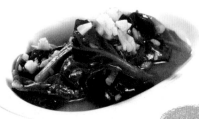

加餐
橙子
100 克

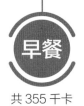

早餐

共 355 千卡

花卷
100 克

豆浆
250 克

鸡蛋
1 个（约 60 克）

凉拌魔芋丝
魔芋 100 克，黄瓜、金针菇各 50 克，香油 3 克

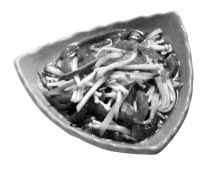

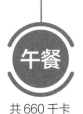

午餐

共 660 千卡

烙饼
50 克

玉米粥
大米 30 克，玉米 35 克

凉拌笋丁
莴笋 194 克，植物油 4 克

兔肉烧土豆
土豆 150 克，兔肉 100 克，植物油 4 克

加餐
番石榴
100 克

晚餐

共 431 千卡

米饭
150 克

肉炒圆白菜
圆白菜 100 克，瘦肉 25 克，
植物油 5 克

鲫鱼冬瓜汤
鲫鱼 200 克，冬瓜 80 克，植物油 5 克

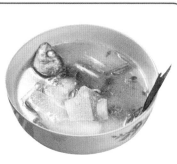

合并高脂血症

扫一扫，看视频

每天 75 克富含蛋白质的食物

建议糖尿病合并高脂血症患者每天摄入 75 克富含蛋白质的食物，以满足机体消耗。即每顿饭应摄入鸡蛋大小的鱼、肉、蛋等富含蛋白质的食物，或摄入一份高蛋白食物，一份指瘦肉 50 克，或鸡蛋 1 个，或豆腐 100 克，或鸡鸭 100 克，或鱼虾 100 克。以鱼类、豆类蛋白较好。豆类尤以黑豆为好，其富含卵磷脂，是高密度脂蛋白的主要成分，可以把人体的胆固醇带到肝脏去代谢，有助于预防斑块形成，保护血管弹性。

多食富含不饱和脂肪酸的食物

不饱和脂肪酸是人体必需的脂肪酸，当体内不饱和脂肪酸不足时，就会增加 2 型糖尿病的发病风险，还容易导致动脉粥样硬化。机体本身不能合成不饱和脂肪酸，必须通过食物来补充，橄榄油、干果类、鱼类等食物就含有丰富的不饱和脂肪酸。

另外，一些饱和脂肪酸含量多的食物要尽量少吃：饱和脂肪酸容易导致身体发胖、血脂升高，还会在血管中形成血栓，对糖尿病的控制是很不利的。我们经常见到的食物中，牛、羊、猪等动物的油脂以及奶油中饱和脂肪酸含量较多。

适当选用茶籽油或橄榄油

糖尿病合并高脂血症患者，其膳食中饱和脂肪酸要小于 7%，并可适当提高单不饱和脂肪酸的比例，即以单不饱和脂肪酸取代部分饱和脂肪酸对高脂血症患者有重要意义。因为单不饱和脂肪酸有降低血胆固醇、甘油三酯的作用，还不影响高密度脂蛋白，所以，糖尿病合并高脂血症患者应当经常选用富含单不饱和脂肪酸的油，如茶籽油、橄榄油等，但为了遵循脂肪酸均衡的营养原则，应该按照脂肪酸构成不同而交换吃油，比如茶籽油和亚麻籽油（富含多不饱和脂肪酸）替换等。

膳食纤维量每天应大于 35 克

糖尿病合并高脂血症患者尤其需要膳食纤维，每天的摄入量应大于 35 克，最好摄入 35～40 克，一方面使餐后血糖平稳；另一方面降低血清胆固醇水平。膳食纤维分为非水溶性膳食纤维和水溶性膳食纤维两大类，尤其是水溶性膳食纤维，在肠道可以吸附脂肪、胆固醇，减少其消化吸收率。糖尿病合并高脂血症患者可以多吃大麦、豆类、胡萝卜、柑橘、燕麦等富含水溶性膳食纤维的食物。

穴位按摩能有效预防血脂异常

【揉按大横穴】

快速取穴：大横穴位于脐中旁开 4 寸处，左右各一。

取穴原理：经常按摩此穴，能有效防止血脂异常的发生。

按 摩 法：食指指腹按揉大横穴 3～5 分钟，左右两侧穴位可以同时进行。

注：以中指中节屈曲时内侧两端纹头之间宽度作为 1 寸。

【按揉劳宫穴】

快速取穴：自然握拳，中指尖与掌心接触的地方。

取穴原理：按揉劳宫穴，有调血润燥、平衡血脂的功效。

按 摩 法：用拇指指腹按揉此穴 30～50 次，每天按揉 2～3 次。

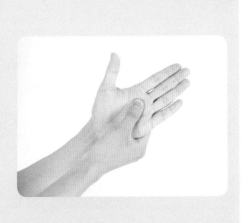

三餐带量食谱举例

早餐

共 422 千卡

豆腐脑
200 克

馒头
面粉 75 克

煮鸡蛋
1 个

苦瓜拌木耳
苦瓜 50 克，黑木耳 25 克，香油 4 克，红椒 15 克

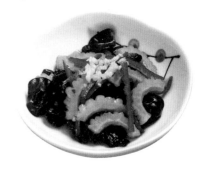

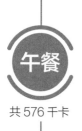

午餐

共 576 千卡

花卷
面粉 100 克

鸡肉炒菜花
菜花 150 克，
鸡胸肉 75 克，
植物油 4 克

鱼香冬瓜
冬瓜 150 克，植物油 4 克

加餐
小番茄
100 克

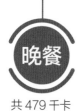

晚餐

共 479 千卡

燕麦饭
大米 75 克，
燕麦片 25 克

烧草鱼
草鱼 100 克，
植物油 4 克

炒韭菜
韭菜 300 克，植物油 4 克

加餐
橙子
150 克

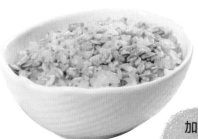

早餐

共 485 千卡

鲜牛奶
250 毫升

花卷
面粉 75 克

尖椒拌豆腐丝
尖椒 75 克，豆腐丝 25 克，
香油 3 克

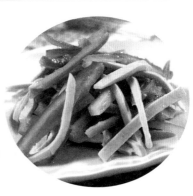

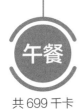

午餐

共 699 千卡

发面饼
面粉 125 克

鸡肉炖鲜蘑
鸡肉 100 克，鲜蘑 50 克，
植物油 3 克

炒茼蒿
茼蒿 200 克，植物油 3 克

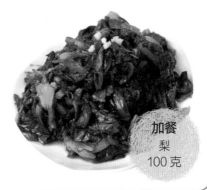

加餐
梨
100 克

晚餐

共 495 千卡

红豆饭
大米 75 克，
红小豆 50 克

大白菜炒鸡蛋
大白菜 150 克，
鸡蛋 1 个，植物油 3 克

肉末茄子
茄子 100 克，瘦肉 25 克，植物油 3 克

合并冠心病

扫一扫，看视频

远离反式脂肪酸

反式脂肪酸是对心脏危害最大的一类脂肪酸，它会导致动脉粥样硬化。食物经高温煎炸后，反式脂肪酸含量比之前高，如炸薯条、炸糕等。在甜食和含人造黄油的食物中，如面包圈、甜甜圈、饼干、蛋糕等中含量也很高，糖尿病合并冠心病患者要远离这类食物。

多选杂粮薯类，控制蔗糖和果糖

碳水化合物的摄入量要占总热量的 50% ~ 65%，主要来源于主食。主食应减少精制米面以限制蔗糖和果糖的摄入，多食用营养丰富并含有较多膳食纤维的各类粗粮杂豆，如荞麦、燕麦、绿豆、红小豆、芸豆等。还可用土豆、山药、藕、芋头、红薯等根茎类食物代替部分主食，这样可避免主食过于单调。

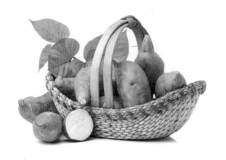

长期吃素不可取

长期素食会导致低胆固醇血症，胆固醇是人体不可缺少的营养物质，也是人体细胞膜、性激素、皮质醇等的物质基础，对白细胞活动起着重要作用。研究表明，老年妇女血液中胆固醇含量过低时，死亡率会增加 4 倍，其中冠心病发病率升高是重要原因。

每天吃 50 ~ 100 克豆制品

豆制品中所含的大豆异黄酮是一种植物雌激素，植物雌激素具有减少心血管疾病发生、抗癌、防治骨质疏松等作用。而美国科学家发现大豆蛋白具有降低血液中胆固醇含量的效果。大量临床研究表明，每天只要摄取 25 克以上大豆蛋白，就可降低血液中的胆固醇含量，有效预防心血管病。25 克大豆蛋白相当于半块豆腐，所以，每天吃50 ~ 100 克豆制品即可预防心血管病。

适当吃海产品

研究发现，吃鱼太少或吃鱼太多都会增加人们患上房颤（一种心律不齐，常表现为心慌、气短等）的风险，而适量吃海鱼（每周2~3次）则可降低这种风险。因为海产品富含的 ω-3 脂肪酸可降低血脂与血液黏稠度，预防心肌梗死。

另外，常吃海藻类食物（裙带菜、海带和紫菜等）有助于降低血压，预防心脏病。因为海藻中含有有助于降压的关键成分——生物活性肽，其作用类似于常见降压药。然而，由于海藻含盐量较多，因此也不宜天天食用，每周2次即可。

不要将饮用水软化

水的硬度一般用每升水中含碳酸钙的量来衡量，当水中碳酸钙的含量低于150毫克／升时称为软水，达到150~450毫克／升时为硬水。硬水中钙、镁离子含量较高，而镁离子有利于心脏的舒张和休息。在水硬度较高的地区，人群心血管疾病发病率较低。所以，糖尿病合并冠心病患者最好饮用轻度或中度硬水，但患有泌尿系统结石的人，应避免饮用硬水，以控制钙的摄入量。

多食富含铬、锰的食物

铬、锰都是人体必需的微量元素，具有预防动脉硬化的作用，有利于冠心病的防治。富含铬的食物有酵母、牛肉、玉米、葡萄汁等，糙米、小麦、扁豆、胡萝卜中的锰含量较丰富。以上食物糖尿病并发冠心病患者可多食。

专家指导

简易按摩调理并发冠心病

【点拨极泉穴】

快速取穴：上臂外展，腋窝处触摸到动脉搏动，按压有酸胀感处即是。

取穴原理：按摩此穴有宽胸理气、通经活络的功效，主治心痛。

按 摩 法：先用手点按在极泉穴上，稍微用力至酸胀感为度，然后向旁边拨动，每天早晚用拇指按摩左右极泉穴各1~3分钟。

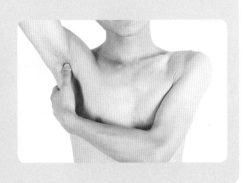

三餐带量食谱举例

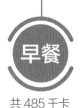

早餐

共 485 千卡

窝头
玉米面 75 克，黄豆粉 25 克

凉拌白菜心
白菜心 100 克，
香油 1 克

酸辣豆腐汤
南豆腐 100 克，
香菜 25 克，亚麻籽油 4 克

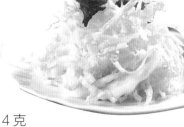

午餐

共 790 千卡

杂豆饭
大米 100 克，红小豆，
干豌豆各 25 克

土豆条烧带鱼
土豆 50 克，带鱼中段 100 克，
植物油 3 克

肉丝韭菜薹
猪瘦肉 25 克，韭菜薹 200 克，植物油 3 克

晚餐

共 665 千卡

馒头
面粉 100 克

清炒南瓜
南瓜 250 克，
植物油 4 克

牛肉炒胡萝卜
牛瘦肉 50 克，
胡萝卜 100 克，香油 4 克

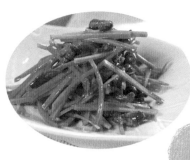

加餐
牛奶
250 克

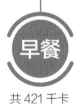

早餐

共 421 千卡

牛奶
250 克

黑米面发糕
黑米面 25 克，面粉 50 克

鹌鹑蛋
3 个（30 克）

番茄
100 克

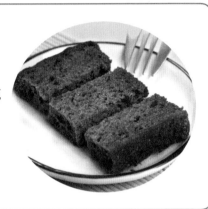

午餐

共 634 千卡

红豆饭
红小豆 25 克，大米 75 克

炝西蓝花
西蓝花 250 克，植物油 4 克

肉炒胡萝卜丝
猪瘦肉 100 克，胡萝卜 50 克、
植物油 4 克

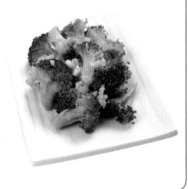

晚餐

共 478 千卡

花生馒头
面粉 50 克，熟花生碎 20 克

腐竹拌黄瓜
干腐竹 10 克，黄瓜 200 克，
香油 3 克

洋葱炒木耳
洋葱 100 克，干黑木耳 10 克，
瘦肉 25 克，植物油 3 克

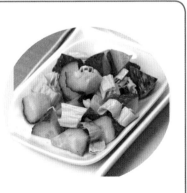

合并肾病

扫一扫，看视频

减少钠、磷和脂肪高的食物摄入

含钠高的食物有：鸡精、苏打饼干、挂面、酱油、油条等，血压控制不良患者和高度水肿患者，每日食盐量要少于3克，否则食盐过量容易造成血压升高，加重水肿，对肾功能造成损害。

含磷高的食物有：海带、紫菜、动物内脏、芝麻、茶叶、蜂蜜、蛋黄，这些食物容易引起钙磷比例失调，使肾病患者皮肤瘙痒。炒菜时禁止用动物油，以植物油为主，尤其以含不饱和脂肪酸的玉米油为佳。禁止食用油腻食品，因为动物油、油腻食品易引起高脂血症，间接会给肾脏造成不良影响。

肾功能不全者，盐降至2克/日

肾病发展到一定阶段常出现高血压，表现为水肿或尿量减少，限制食盐可以有效防止并发症的进展。所以，糖尿病伴有肾功能不全者摄盐量应降至2克/日，还要注意不食腌制食品。

限制蛋白质，需分期对待

过量的蛋白质可增加肾小球滤过率，促进肾小球基底膜增厚。从进入Ⅳ期起，糖尿病肾病患者应限制饮食蛋白质，应摄入每日0.8克/千克体重；而肌酐清除率开始下降后，饮食蛋白质限制还需更严格，应每日0.6克/千克体重，并同时服用α酮酸/氨基酸制剂。低蛋白饮食能减少尿蛋白排泄，并能延缓肾损害进展。

专家指导

踮脚帮你护肾

经常踮脚能起到护精益肾、固肾的良好作用，还能够起到利尿的效果。

身体自然站立，双脚分开，脚跟距离一拳左右，两脚尖距离两拳左右。放松身体，两脚脚跟慢慢向上抬起，同时慢慢地深呼吸。抬至一定高度后，紧绷双腿，坚持一会儿，吐气，将脚跟落下。每次踮脚六七次即可。

少吃寒凉食物

寒凉的食物有损肾气。冬季天气寒冷，寒凉的食物更应少吃或不吃。这里说的寒凉不仅指的是食物温度的高低，还有食物性质的寒凉。较为常见的性寒食物有：绿豆、梨、橙子、柑、螃蟹、螺蛳、蚌肉、海带、紫菜、鸭血、鸭蛋（性微寒）、皮蛋等。肾病患者如果不小心吃多了寒凉食物，可以喝些红糖生姜水。红糖温热，生姜温胃散寒，二者同食可以暖肠胃、温中阳；还可以用热水泡脚，可刺激脚上的穴位和反射区，促进血液循环，以起到驱寒的效果。

专家
指导

简易按摩调理并发肾病

【击擦肾俞穴】

快速取穴：在腰部，第二腰椎棘突下，后正中线旁开1.5寸。

取穴原理：按摩此穴可以缓解腰痛，有补肾益阳的功效，改善肾病。

按 摩 法：每日临睡前，两手摩擦肾俞穴，每次10~15分钟；或每日散步时，双手握空拳，边走边击打肾俞穴，每次击打30~50次。

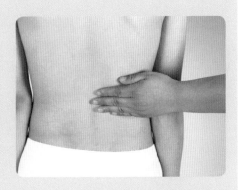

【按揉太溪穴】

快速取穴：在踝区，坐位垂足，由足内踝尖向后推至跟腱之间凹陷处即是。

取穴原理：按摩此穴可以治疗下肢不温、失眠、腰脊疼痛等病症。

按 摩 法：每天晚上泡脚的时候，分别按揉两脚的太溪穴各5分钟。速度不宜太快，感觉皮肤微微发热就可以了。

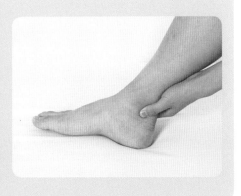

三餐带量食谱举例

早餐

共 554 千卡

牛奶
125 毫升

小窝头
面粉 50 克，
玉米面 25 克

蛋丝拌芹菜
芹菜 150 克，鸡蛋 1 个，香油 4 克

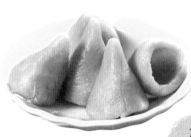

加餐
梨
200 克

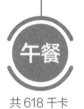

午餐

共 618 千卡

花卷
面粉 100 克

茭白烧肉
茭白 150 克，瘦肉 25 克，
植物油 4 克

烧圆白菜
豆腐丝 50 克，圆白菜 150 克，
植物油 4 克

晚餐

共 350 千卡

米饭
大米 100 克

扁豆烧肉
扁豆 100 克，鸡肉 50 克，
植物油 4 克

香菇油菜
油菜 100 克，鲜香菇 100 克，
植物油 4 克

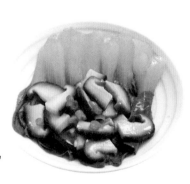

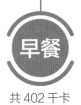

早餐

共 402 千卡

杂面发糕
黑米面 25 克，
面粉 50 克

鲜蘑炒莴笋
莴笋 200 克，
平菇 50 克，植物油 4 克

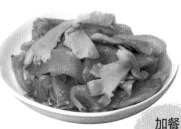

加餐
苹果（带皮）
200 克

午餐

共 541 千卡

花生馒头
面粉 50 克，熟花生碎 25 克

腐竹拌黄瓜
黄瓜 200 克，干腐竹 10 克，
香油 3 克

洋葱炒木耳
洋葱 100 克，瘦肉 25 克，
干黑木耳 10 克，植物油 3 克

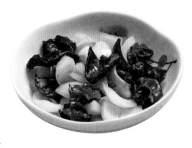

晚餐

共 516 千卡

红豆饭
大米 75 克，红小豆 25 克

炝西蓝花
西蓝花 250 克，植物油 4 克

红烧鸡块
鸡腿肉 100 克，胡萝卜 50 克，
植物油 4 克

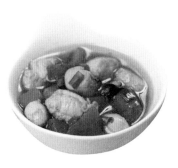

合并痛风

扫一扫，看视频

急性发作期，嘌呤摄入量应低于 150 毫克 / 日

痛风急性发作期，红、肿、热、痛症状明显，而过高的嘌呤可转化成为尿酸，加速痛风急性发作，所以痛风急性发作期患者每天摄入的嘌呤量应严格限制在 150 毫克以下，禁食高嘌呤类食物，少食中嘌呤类食物，以低嘌呤类食物为主。具体来说，就是要多吃蔬果，因为它们多为碱性食物，可以促进尿酸的排出。但果糖宜少摄入，因为它可加速尿酸的合成，所以蔗糖、蜂蜜、碳酸饮料及果汁等均不宜食用。蔬菜中的荚豆类，如扁豆、蚕豆等属于中嘌呤食物，急性期患者应限制食用。

在急性期嘌呤应严格限制在 150 毫克 / 日以下。按食物嘌呤含量的高低，通常把食物分为高嘌呤、中嘌呤、低嘌呤三类，痛风患者的食用原则是低嘌呤食物可以放心食用、多多食用，中嘌呤食物限量食用，高嘌呤食物禁止食用。高嘌呤食物主要包括各种动物内脏及脑髓、浓肉汤、某些海鲜等。

缓解期，适当摄入中嘌呤食物

缓解期的痛风患者，还是以低嘌呤食物为主，也可以适量选用一些中嘌呤食物。

中嘌呤类食物（每 100 克食物中含嘌呤 25～150 毫克）

畜禽类	鸡肉、猪肉、鸭肉、牛肉、羊肉等
水产类	草鱼、鲤鱼、鲫鱼、秋刀鱼、虾、螃蟹、鲍鱼、鱼丸、海带、紫菜等
蔬菜类	菠菜、茼蒿、豆苗、四季豆、豌豆、豇豆、豆芽、芦笋、笋干等
菌菇类	香菇、金针菇、银耳等
豆类及豆制品	黄豆、绿豆、红小豆、豆腐、豆干、豆浆等
干果类	花生、腰果、栗子、莲子、杏仁等

特别提示：所有处于痛风缓解期的患者可从中选用一份动物性食物和一份蔬菜，但食用量不宜过多。

每日喝水 2000~3000 毫升，促进尿酸排出

痛风患者应多饮水，以利尿液的稀释，促进尿酸的排泄。心肾功能正常者，至少每日饮水 2000~3000 毫升（2000 毫升水相当于 250 毫升的杯子 8 杯）以上。注意睡前一定要喝水，即使在半夜，最好也起来喝点水，以免晚上尿液浓缩。肾功能不全者，应在严密观察下进行液体补充。

补充蛋白质以奶蛋类为主

糖尿病合并痛风患者补充蛋白质，急性期应以谷类、牛奶、蛋类（这些食物嘌呤含量低）为主；慢性期根据病情，在限量范围内，进食一些含少量或中等嘌呤的食物，如禽肉、鱼肉（煮过弃汤）及豆制品（豆浆、豆腐、豆腐干等），少吃红肉，避免吃炖肉或卤肉。糖尿病合并痛风患者吃肉时可以将肉先用水煮一遍，然后弃汤再进一步配菜烹调后食用。

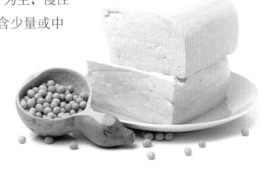

专家指导

简易按摩调养合并痛风

【按揉昆仑穴】

快速取穴：在外踝后方，当外踝尖与跟腱之间的凹陷处。

取穴原理：属膀胱经，有利于尿酸排出，能缓解痛风。

按摩法：按摩时，用右手拇指按揉右脚外侧踝骨后方的昆仑穴，时间3~5分钟，然后用左手拇指按揉左侧昆仑穴3~5分钟。

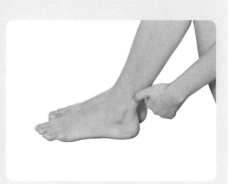

三餐带量食谱举例

早餐

共 568 千卡

牛奶
250 克

无糖面包
100 克（熟重）

五色爽口菜
紫甘蓝，胡萝卜，荷兰豆，
白菜心，红柿子椒各 80 克，香油 3 克

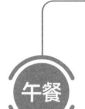

午餐

共 552 千卡

馒头
面粉 50 克

煮鲜玉米
带棒玉米 200 克

炝绿豆芽
绿豆芽 200 克，香油 3 克

苦瓜炒鸡蛋
苦瓜 50 克，鸡蛋 1 个，植物油 4 克

加餐
杨桃
100 克

晚餐

共 445 千卡

米饭
大米 100 克

麻酱油麦菜
芝麻酱 5 克，
油麦菜 400 克，香油 3 克

白萝卜番茄汤
白萝卜 250 克，番茄 150 克，
面粉 5 克，亚麻籽油 3 克

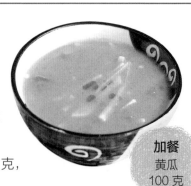

加餐
黄瓜
100 克

早餐
共 402 千卡

奶香麦片粥
牛奶 250 克，燕麦片 25 克

馒头片
70 克

鹌鹑蛋
3 个

拌白菜心
大白菜心 200 克，香油 4 克

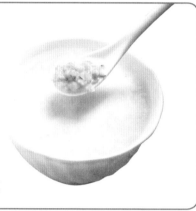

午餐
共 541 千卡

花卷
面粉 100 克

豆干炒苦瓜
苦瓜 150 克，
豆腐干 50 克，
胡萝卜 25 克，植物油 4 克

拌茄泥
茄子 150 克，香油 4 克

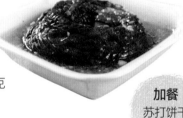

加餐
苏打饼干
50 克

晚餐
共 516 千卡

荞麦米饭
大米 75 克，荞麦 25 克

莴笋烧肉
莴笋 150 克，
瘦肉 25 克，植物油 4 克

虾仁芹菜
芹菜 100 克，鲜虾仁 50 克，
植物油 4 克

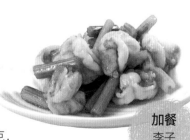

加餐
李子
100 克

降糖药的服用时间

服药时间	主要作用	应用方法
凌晨	降低空腹血糖	有些患者大概从清晨 4 时许血糖开始逐渐升高，到 6~7 时达到高峰，血糖在 10 毫摩尔／升左右，这称为黎明现象。治疗黎明现象，降糖药应提前到 6 时服用，早餐也随之提前到 6~7 时
餐前30 分钟	刺激分泌胰岛素的时间与餐后血糖升高的时间同步，使降糖药发挥较大效果	需餐前 30 分钟服用的磺脲类降糖药有：格列喹酮、格列吡嗪、格列本脲、迪沙片、消渴丸等。植物胰岛素也需在餐前 30 分钟口含。有的药品说明书中说格列本脲（优降糖）可饭后服用，这是错误的，临床研究发现，饭前服 1 片格列本脲（优降糖）等于饭后服 3 片的效果
进餐	刺激胰岛素分泌，且分泌时间与血糖升高时间同步	诺和龙（若服药不吃饭，很容易发生低血糖）、糖苷酶抑制剂阿卡波糖和伏格列波糖（倍欣）都宜进餐时服用。糖苷酶抑制剂主要用于降低餐后高血糖，应就餐时服用，若不进食则无降糖作用
餐中	减轻药物对胃肠的刺激	二甲双胍、格华止、美迪康、迪化糖锭可引起恶心、呕吐、厌食、胀气等症状，在餐中或餐后服用可减轻不良反应
餐后	减轻药物对胃肠道的刺激，但不如餐中服药效果好	凡是疗效不受进食影响的药物都可饭后服，如胰岛素增敏剂马来酸罗格列酮（文迪雅）、盐酸吡格列酮（艾汀、瑞彤）和双胍类药物等
睡前	控制夜间高血糖	晚 9 时测 1 次血糖，若大于 10 毫摩尔／升，则需服用格列吡嗪、格列喹酮 1 次

第六章

糖尿病特殊人群
最佳三餐方案

妊娠糖尿病

妊娠糖尿病的血糖控制目标

妊娠糖尿病是指怀孕前未患糖尿病，而在怀孕时才出现高血糖的现象，发生率为 1%~3%。患妊娠糖尿病的准妈妈会出现"三多"症状——多饮、多食、多尿，还可能会发生生殖系统念珠菌感染反复发作。

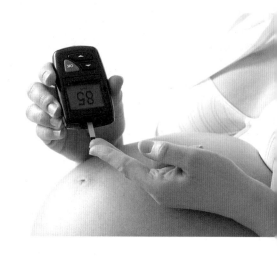

妊娠糖尿病的血糖控制目标是空腹、餐前、睡前血糖 3.3~5.3 毫摩尔／升，餐后 1 小时不超过 7.8 毫摩尔／升；或餐后 2 小时血糖不超过 6.7 毫摩尔／升；糖化血红蛋白尽可能控制在 6% 以下。

每日热量的摄入以不引起饥饿为好

妊娠糖尿病（GDM）患者的热量摄入是否合理，有一个简单的衡量方法，即孕妇无饥饿感。糖尿病患者在妊娠期间，代谢复杂，血糖、尿糖浓度虽然高，但机体对热能的利用率较低，机体仍需要更多的热能，以弥补尿糖损失和供给胎儿需要。

一般孕早期每日热量摄入不低于 1500 千卡／日，孕中期、孕后期不低于 1800 千卡／日，一般孕中晚期每天热量摄入以 1800~2200 千卡为宜。对于肥胖患者，不应过分限制饮食，但总热量的摄入量也不宜过多，以保持正常体重增长；对于体重较轻或体质虚弱者，应提供足够的热能。总之，根据血糖、尿糖值随时调整 GDM 患者膳食。

保证充足的蛋白质

充足的蛋白质对胎儿的发育至关重要，适当增加蛋白质的摄入，蛋白质供能比应占膳食总热量的 15%～20%，每日需 80～100 克，其中动物性蛋白至少占 1/3。根据中国居民膳食营养素参考摄入量，孕早期在每日每千克体重提供 1 克蛋白质的基础上，每日增加 5 克；孕中期每日增加 15 克；孕晚期每日增加 30 克。

注意钙及维生素 D 的补充

怀孕后，应该鼓励妊娠糖尿病患者每天喝 2 杯牛奶，这基本能保证每天所需钙质摄入量的一半。补钙也要看情况，在怀孕最初的 20 周内，如果没有缺钙症状，可以不用额外补钙，选择一些富含钙的食物，如奶类、豆制品、虾皮等，完全可满足需要。注意不可盲目补钙，否则容易造成胎儿颅缝过早闭合导致难产，甚至会使胎盘过早老化引起胎儿发育不良。另外，钙摄入量过多不利于其他矿物质，如铁、锌、镁、磷的吸收利用，尤其是铁，容易引起贫血。

如果妊娠糖尿病患者经常出现小腿抽筋、关节疼痛、腰酸背痛，就要警惕是不是缺钙了，除了牛奶外，每天应补充 600 毫克钙剂。到了孕后期，基本上每个孕妇每天要补充 1000 毫克的钙。平日里还要鼓励孕妇多晒太阳，提高维生素 D 水平。选择钙和维生素 D 的复合制剂，也有助于促进钙吸收。

不同体型孕期建议体重增加值

孕前 BMI	体形	建议体重增加值
≤ 18.5	消瘦	12.5~18 千克
18.5~23.9	正常	11.5~16 千克
24~27.9	超重	7.5~11.5 千克
≥ 28	肥胖	6~6.8 千克

多吃富含膳食纤维的粗杂粮和蔬菜

研究证明，经常食用富含膳食纤维的食物，空腹血糖水平低于少吃食物纤维者。粗粮、蔬菜、水果、海藻和豆类杂粮富含膳食纤维，因此，妊娠糖尿病患者应多吃粗杂粮和蔬菜，以供给充足的膳食纤维。

膳食纤维还能增加饱腹感，减少饥饿感。其一，选用粗杂粮代替精细粮，可以产生更强的饱腹感。如荞麦面、玉米面、二合面（玉米面、黄豆面）、三合面（玉米面、黄豆面、白面）制作的馒头、面条等，这类高纤维食物可以延缓胃排空，而且可溶性纤维在肠内形成凝胶等而使糖的吸收减慢，同时增加机体耐饥饿的能力。其二，适当多吃些低热量、高膳食纤维的蔬菜，如芹菜、韭菜、蒜薹、苋菜、萝卜、胡萝卜、竹笋、圆白菜等。

水果不要每餐都吃

如果正餐过后，还大量食用含糖量较高的水果，加之运动减少、体重增加，很可能导致孕妇血糖升高、代谢紊乱，加重糖尿病症状，这对母体和胎儿都会产生严重危害。如孕妇容易出现呼吸道感染、皮肤感染、泌尿系统感染等，胎儿则可能出现畸形。妊娠糖尿病患者也可正常吃水果，比如吃 200 克低糖水果，可相应减少主食 25 克，保证摄入的总热量不变。吃水果时还要注意以下几点。

1 吃水果的量每天不要超过 200 克，尽量选择含糖量低的水果（如鳄梨、白粉桃、酸橙、黑莓、杨梅等）。

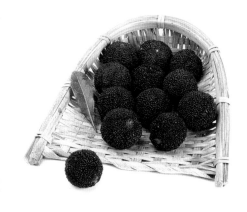

2 饭后不宜立即吃水果，因为饭后马上吃水果会导致餐后血糖过高；饭前吃水果，同样也会导致餐后血糖过高。最好在两餐之间吃水果，一般选择上午 10:00 ~ 11:00、下午 15:00 ~ 16:00、晚上 21:00 左右吃水果。

3 水果中含有发酵糖类物质，因此吃水果后最好漱口。

4 进食瓜果一定要注意饮食卫生，生吃水果前必须洗净外皮，不要用菜刀削水果，以免将寄生虫卵带到水果上。

瑜伽球运动操：改善糖代谢，辅助控糖

运动能提高身体对胰岛素的敏感性，增强胰岛素和受体的亲和力，并且能增加肌肉对葡萄糖的利用，帮助改善糖代谢，达到控糖目的。

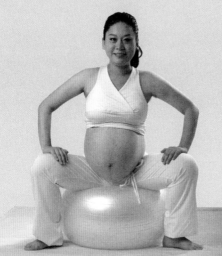

转球蹲功

1. 坐在瑜伽球上，小腿垂直于地面，大腿与地面平行。
2. 将骨盆内侧打开，尾骨内收，轻轻浮坐在球上。
3. 深吸气，吐气时以顺时针方向转动骨盆，自然呼吸，转动5~10次后换成逆时针方向转动。做5组。

推球大步走

1. 吸气，弓步，双手举瑜伽球，向上伸展。
2. 吐气，挺胸，双手放球下落在大腿上。连续做5次，一共做3组。

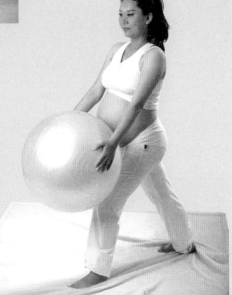

三餐带量食谱举例

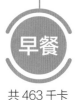

早餐

共 463 千卡

黄豆鱼蓉粥
黄豆 35 克，青鱼 80 克，
白粥 1 小碗

蔬菜沙拉
黄瓜 1 根，花叶生菜 150 克，
圣女果 12 个，洋葱 50 克，
橄榄油 2 克

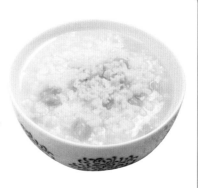

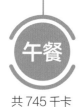

午餐

共 745 千卡

馒头
面粉 125 克

油菜蛋羹
鸡蛋 1 个，油菜叶 50 克，
猪瘦肉 50 克，香油 1 克

炒素什锦
苦瓜 50 克，洋葱 50 克，
胡萝卜 50 克，植物油 3 克

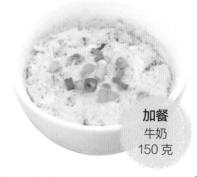

加餐
牛奶
150 克

晚餐

共 464 千卡

米饭
白米 80 克，小米 20 克

鲫鱼红豆汤
鲫鱼 200 克，红小豆 25 克

耳丝莴笋
莴笋 150 克，水发黑木耳
100 克，油 2 克

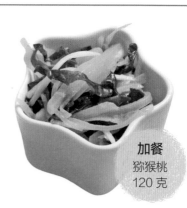

加餐
猕猴桃
120 克

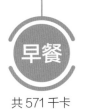

早餐

共 571 千卡

牛奶
250 毫升

燕麦粥
燕麦片 75 克

煮带壳鸡蛋
1 个（约 60 克）

拌蔬菜
胡萝卜 50 克，菠菜 50 克

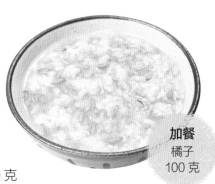

加餐
橘子
100 克

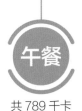

午餐

共 789 千卡

荞麦米饭
大米 76 克，荞麦 37 克

清炒西蓝花
西蓝花 100 克，花生油 5 克

柿椒鸡丝
青椒 100 克，鸡胸脯肉
50 克，花生油 5 克

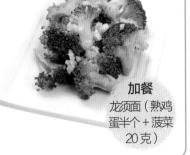

加餐
龙须面（熟鸡
蛋半个 + 菠菜
20 克）

晚餐

共 660 千卡

金银卷
小麦粉 76 克，玉米面 37 克

里脊片油菜
猪里脊肉 50 克，花生油
5 克，油菜 50 克

芹菜豆干
花生油 5 克，豆腐干 25 克，
芹菜 50 克

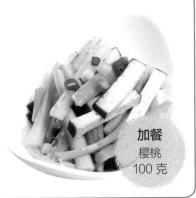

加餐
樱桃
100 克

早餐

共 329 千卡

蔬菜汤面
小白菜 50 克,
小麦粉 50 克

蛋羹
鸡蛋 60 克

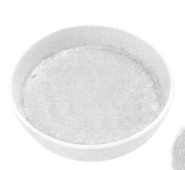

加餐
青苹果
200 克

午餐

共 882 千卡

杂粮饭
大米 75 克,高粱米 37 克

鸡丁黄瓜口蘑
口蘑 25 克,鸡胸脯肉
100 克,橄榄油 5 克,
黄瓜 50 克

番茄茄丝
番茄 100 克,茄子 50 克,花生油 5 克

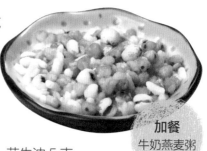

加餐
牛奶燕麦粥

晚餐

共 757 千卡

二米饭
小米 37 克,大米 75 克

菠菜紫菜蛋
菠菜 20 克,紫菜 5 克,鸡蛋 10 克

木耳虾皮炒圆白菜
圆白菜 100 克,虾皮 10 克,
花生油 5 克,黑木耳 10 克

红烧鱼 鲤鱼 100 克,花生油 5 克

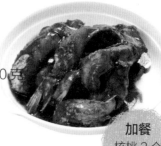

加餐
核桃 2 个
(50 克)

早餐

共 363 千卡

牛奶
250 毫升

煮鹌鹑蛋
4 个

蒸白薯胡萝卜
白薯、胡萝卜各 100 克

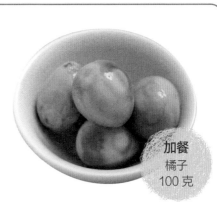

加餐
橘子
100 克

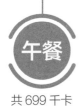

午餐

共 699 千卡

发面饼
面粉 100 克

菠菜汤
猪瘦肉 50 克，菠菜
100 克，鲜蘑 50 克，
植物油 5 克

芹菜拌黄豆
芹菜 150 克，干黄豆 12 克，植物油 5 克

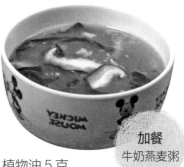

加餐
牛奶燕麦粥

晚餐

共 533 千卡

二米饭
小米 37 克，大米 75 克

炒苋菜
苋菜 300 克，蒜末 2 克，
植物油 5 克

红烧鲤鱼
鲤鱼中段 100 克，植物油 5 克

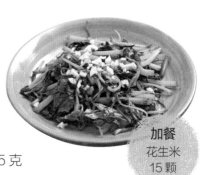

加餐
花生米
15 颗

儿童糖尿病

每天摄入总热量的计算

合理的饮食是所有糖尿病患儿的治疗基础，摄入的热量既要适合患儿的年龄、体重、日常活动、平时的饭量，还要考虑到患儿的生长发育。

一般来说，身体较瘦的孩子 1000+（年龄 -1）×100 就是其一天可以摄入的总热量（千卡），较胖的孩子 1000+（年龄 -1）×80 就是其一天摄入的总热量（千卡），不同食物的热量有参照数据，家长可以根据数据选择。

蛋白质以优质蛋白为主

儿童患者膳食蛋白质可占总热量的 15%~20%，其中优质蛋白应占 1/2 或更多。优质动物蛋白主要包括禽畜肉类、蛋奶类和水产类等。优质植物蛋白的来源主要是豆类和坚果。人体每天需要的蛋白质有一半以上来自植物性食品。植物蛋白对人体健康具有独特的作用。在补充动物蛋白的时候，人们也会同时摄入较多的饱和脂肪酸。而植物蛋白不但不含对人体有害的坏胆固醇、饱和脂肪酸，还可以提供较多的膳食纤维、维生素 E、不饱和脂肪酸等健康成分。

脂肪以不饱和脂肪酸为主

脂肪以植物油为主，占 30% 左右，其中以不饱和脂肪酸为主。ω-3 脂肪酸的主要食物来源包括：三文鱼、鲭鱼、沙丁鱼和金枪鱼等深海鱼类，亚麻籽，以及核桃等多种坚果。尤其是鱼所含的 DHA（即二十二碳六烯酸，属于 ω-3 不饱和脂肪酸家族中的重要成员）可使人头脑聪明，该不饱和脂肪酸是大脑不可缺少的，它占人脑脂肪的 10%，对大脑神经的传导及生长、发育极为重要，所以儿童尤其需要补充这类不饱和脂肪酸。

建议广大家长，每周至少让孩子吃两次鱼，同时让孩子经常吃核桃、杏仁、开心果等坚果。吃坚果时一定要和主食交换，不然全天摄入的总热量很容易超标。

碳水化合物以谷类粗粮为主

碳水化合物以大米、谷类为主，占总热量的55%。谷类食物含有的碳水化合物，除为人体提供热量外，还是B族维生素的主要来源，尤其是粗杂粮中维生素B_1的含量（维生素B_1在糖代谢中起重要作用）远高于精米白面。

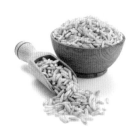

动物性食品摄入过多，危害更为严重。动物脂肪对心血管健康是很不利的。动物脂肪在碳水化合物不足的情况下代谢不完全，会使血液中积聚有毒的废物——酮，酮能引起恶心、疲劳等症状，也会损害脑部健康。心血管疾病的发病率明显上升，与不以谷物为主食、动物性食物摄入量激增有很大的关系。

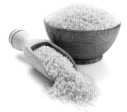

那么饭应该怎么吃？"食物多样，谷类为主"。具体来说，一个小学生每日主食的摄入量以300~400克为宜，最少不能低于300克。小米、大黄米、高粱米、各种糙米（包括普通糙米、黑米、紫米、红米等各种颜色的稻米种子）、干豆类等粗粮，也应多混入精米白面中，做成美食食用。

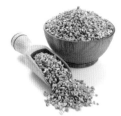

少量多餐，餐间可加2次点心

儿童糖尿病一般以少量多餐为宜，餐间可加2次点心，避免低血糖发作。但应注意，把点心作为主食的交换，计入总热量中。另外，点心不要提供和正餐相同的食品。例如，儿童正餐的饭菜中正好缺少蔬菜，吃点心时可以品尝低糖蔬菜；也可以用低脂花生酱的全麦面包和一杯牛奶来平衡高脂或高热量的中餐。

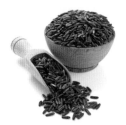

儿童适宜的点心有：全麦面包片、黑面包、燕麦片、低脂牛奶、低脂酸奶、番茄、圣女果、小黄瓜条、青苹果、草莓、蓝莓、橙子、梨、开心果、大杏仁、山核桃等。

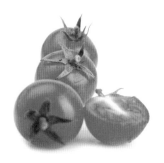

三餐带量食谱举例

早餐

共 685 千卡

肉末蒸圆白菜
猪肉末 100 克，圆白菜叶 50 克

香菇蒸蛋
鸡蛋 60 克，干香菇 5 克

荞麦饼
荞麦面粉 200 克，大葱
20 克，油 1 克

低脂牛奶　200 毫升

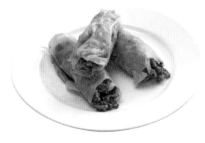

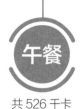

午餐

共 526 千卡

黄豆饭
干黄豆 20 克，大米 100 克

芹菜炒核桃仁
芹菜 150 克，核桃仁 50 克，
香油 1 克

番茄鱼丸豆腐汤
番茄 200 克，豆腐、鱼丸各
50 克，泡发黑木耳 25 克，油 1 克

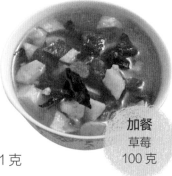

加餐
草莓
100 克

晚餐

共 308 千卡

黄鱼馅饼
净黄鱼肉 50 克，牛奶 30 克，
洋葱 20 克，鸡蛋 60 克，
土豆淀粉 10 克，油 1 克

清爽三丝
绿豆芽 200 克，黄瓜 100 克，
胡萝卜 50 克，亚麻籽油 1 克

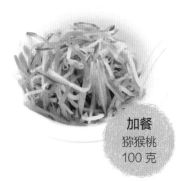

加餐
猕猴桃
100 克

早餐

共 865 千卡

燕麦粥
燕麦片 80 克

牛奶蒸蛋羹
鸡蛋 1 个，鲜牛奶 150 克，
虾仁 25 克，香油 1 克

花生拌菠菜
菠菜 250 克，煮熟的花生
仁 50 克，香油 1 克

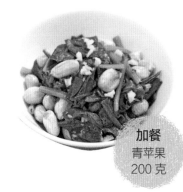

加餐
青苹果
200 克

午餐

共 508 千卡

小米饭
大米 80 克，小米 20 克

茼蒿豆腐干
茼蒿 200 克，鲜香菇 50 克，
竹笋尖 25 克，豆腐干 30 克，
亚麻籽油 2 克

鱼头补脑汤
胖头鱼鱼头 200 克，鲜香菇 35 克，虾仁、鸡肉各 50 克

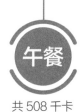

晚餐

共 317 千卡

凉拌黄瓜
黄瓜 200 克，香油 2 克

香菇胡萝卜面
面条 100 克，香菇、
胡萝卜各 20 克，
菜心 100 克，
亚麻籽油 2 克

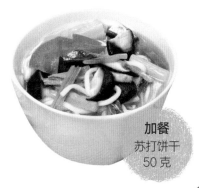

加餐
苏打饼干
50 克

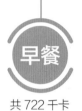

早餐

共 722 千卡

金银卷
面粉 100 克，玉米面 50 克

蒜蓉空心菜
空心菜 1 小把，尖椒 1 个

豆豉牛肉
牛肉 50 克，豆豉 15 克，
鸡汤 30 克

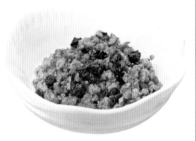

午餐

共 739 千卡

黑米面馒头
白米粉 100 克，黑米粉 50 克

银鱼酱豆腐
豆腐 100 克，小银鱼 30 克，
香油 1 克，蒜末、葱花、
洋葱末各 3 克

番茄排骨汤
排骨 100 克，番茄 100 克，蟹味菇 100 克

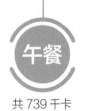

加餐
草莓
200 克

晚餐

共 604 千卡

鸡蛋大虾沙拉
熟鸡蛋 1 个，大虾 80 克，
西蓝花 50 克，柠檬汁 10
克，酸奶 1 勺

五色疙瘩汤
面粉 100 克，油菜 2 棵，
番茄 50 克，海带芽 10 克，
亚麻籽油 2 克

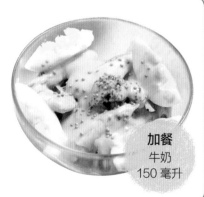

加餐
牛奶
150 毫升

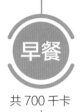

早餐

共 700 千卡

鸡蛋饼
面粉 100 克，鸡蛋 1 个，
油 1 克，香葱 3 根

虾仁鱼片豆腐
鲜虾仁 80 克，鱼肉片
50 克，嫩豆腐 100 克，
青菜心 100 克，油 2 克

低脂牛奶　100 毫升

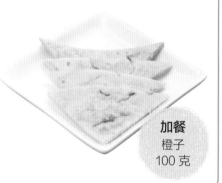

加餐
橙子
100 克

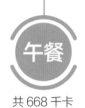

午餐

共 668 千卡

葱花花卷
面粉 100 克，葱花 10 克，油 1 克

蒜蓉蒸丝瓜
丝瓜 150 克，生菜 50 克，
小红辣椒 1 个，蒜 5 克，
油 2 克

青椒炒木耳肉片
黑木耳 100 克，五花肉 25 克，油 2 克

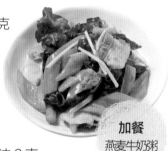

加餐
燕麦牛奶粥

晚餐

共 412 千卡

豆饭
大米 60 克，绿豆、红小豆各 10 克

番茄焖牛肉
牛里脊 80 克，番茄 1 个，
土豆 1 个，水芹菜 1 根，
油 2 克

白灼芥蓝
芥蓝 250 克

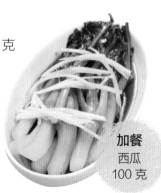

加餐
西瓜
100 克

专家连线

糖尿病患者出行时要注意什么?

- 向医师要一份病历摘要及处方复印件。
- 携带血糖测量仪和测尿糖的试纸。
- 备足所需药品。根据旅游的天数准备 2 倍的药量,分装在不同的旅行袋内,随身携带。
- 准备些饼干、牛奶、三明治等食物,以备延误餐时食用。
- 准备脚部护理所需的物品,如乳液、指甲刀、棉袜等。
- 准备两双方便走路的鞋,供长时间步行用。

饭吃得越少对病情控制越有利吗?

不少病人只控制主食摄入,认为饭吃得越少越好,甚至连续数年把主食控制在每餐仅吃半两到一两,由此造成两种后果:一是由于主食摄入不足,总热量无法满足机体代谢需要而导致体内脂肪、蛋白质过量分解,身体消瘦,营养不良甚至产生饥饿性酮症;二是认为已经控制了主食,油脂、零食、肉蛋类食物不加控制,使每日总热量远远超过适宜范围,而且脂肪摄入过多易并发高脂血症和心血管疾病,使饮食控制失败。其实,糖尿病饮食控制就是要控制摄入食物所产生的总热量与含热量较高的脂肪。相反,主食中含较多的复合碳水化合物,升血糖速率相对较慢,在适当范围内可增加其摄入量。

锻炼时应考虑血糖吗?

糖尿病患者在锻炼的前、中、后也要注意血糖变化。如果血糖低于 5.6 毫摩尔/升,应在锻炼前适当吃点含糖零食;血糖值为 5.6~13.9 毫摩尔/升,通常最适宜锻炼;若大于 13.9 毫摩尔/升,就应放弃运动,等血糖降下来后再运动。如果运动过程中,感觉身体摇晃、精神紧张或恍惚,应立即停止运动补充饮食,升高血糖。另外,锻炼不能与服药相冲突。晨练前最好不要吃药,以防止发生低血糖,可带点饼干、糖果,随时充饥,或者干脆在早饭后再锻炼。